TRICK 17

Fitness

111 geniale Lifehacks für ein fitteres Lebensgefühl

Inhalt

Vorwort

Sport macht fit, glücklich, reduziert Stress und macht im Idealfall auch noch Spaß! Der Fitnessmarkt wächst stetig, viele neue und innovative Produkte wollen uns den Alltag erleichtern und Fitness-Programme versprechen uns in nur wenigen Wochen endlich unsere Traumfigur zu erreichen.

Dabei braucht es oft einfach nur ein wenig Kreativität, um den Fitnessalltag zu vereinfachen, ihn effizienter zu gestalten und mit Leichtigkeit zu gesunder Ernährung zu finden.

In diesem Buch möchte ich dir zeigen, dass es gar nicht so schwierig und anstrengend ist, regelmäßig zu trainieren und daran eine Menge Freude zu haben, Motivation zu finden und vor allem auch langfristig dranzubleiben.

Lass dich inspirieren, sei kreativ und offen für neue Ideen!

Auf den folgenden Seiten erwarten dich 111 Hacks, die dein Sportleben für immer verändern werden. Viel Spaß beim Ausprobieren, Basteln und Durchstarten wünscht dir

Ulrike Kulling

Kraft & Muskeln

1 Gut gepolstert

Damit du deine Hantelstange angenehmer greifen oder bequem auf den Schultern ablegen kannst, schneidest du einfach eine Poolnudel längs auf und platzierst die Hantelstange in ihrer Mitte. Du kannst sowohl kürzere, einzelne Abschnitte oder auch einen längeren Abschnitt einer Poolnudel nutzen, um eine Hantelstange zu ummanteln. Um ganz sicherzugehen, dass die Poolnudel nicht wegrutscht, solltest du sie zusätzlich mit einem Gewebeklebeband fixieren.

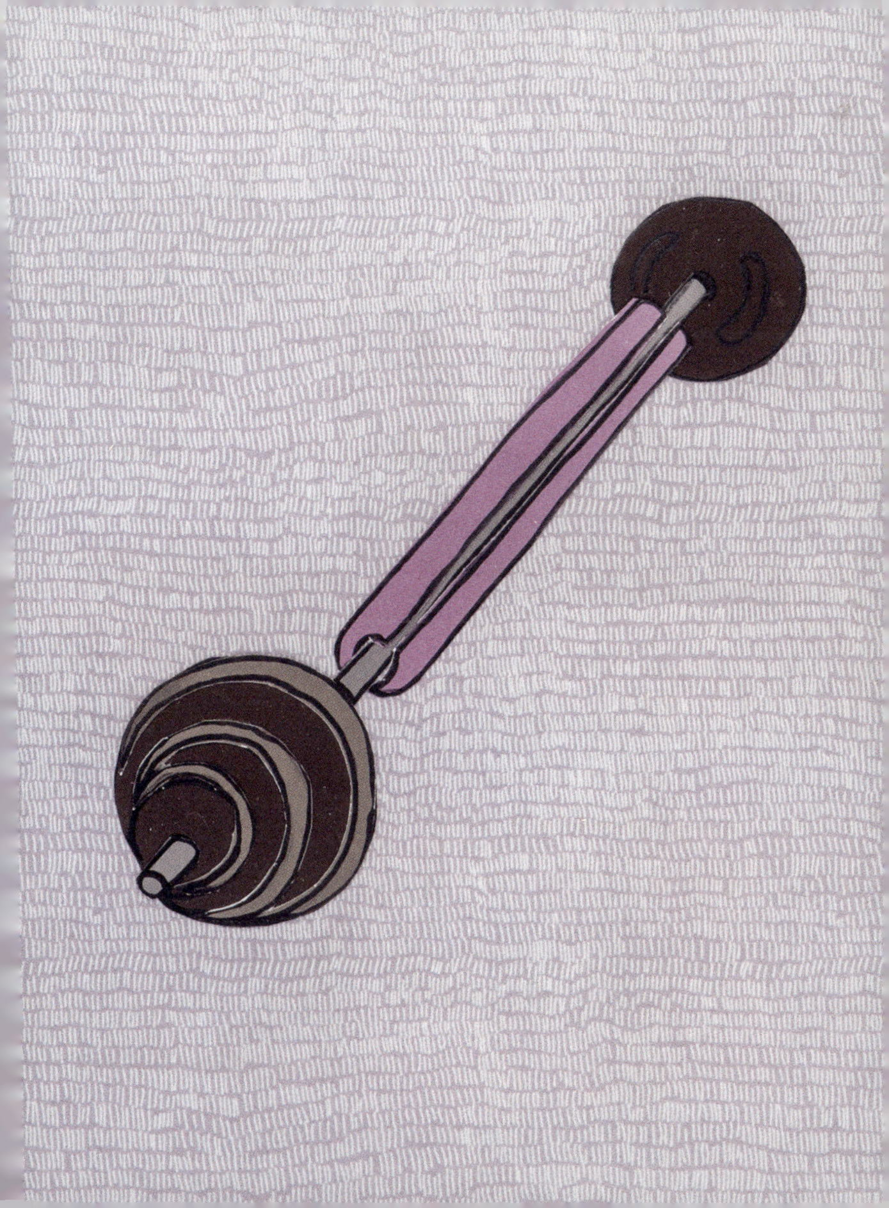

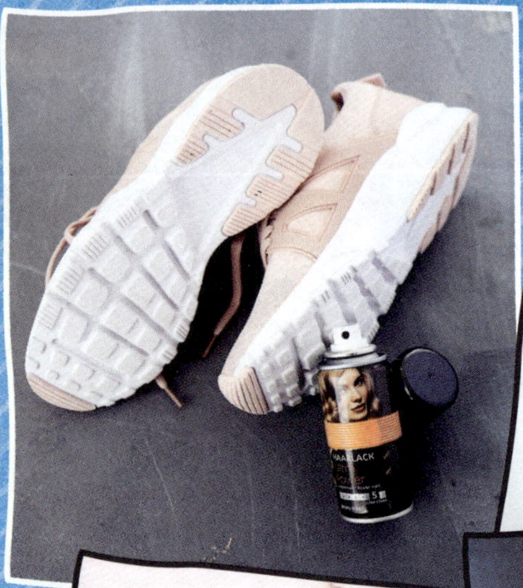
HAARLACK

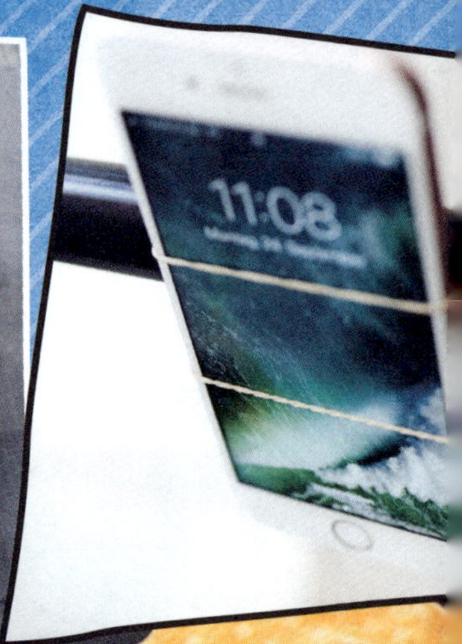
11:08

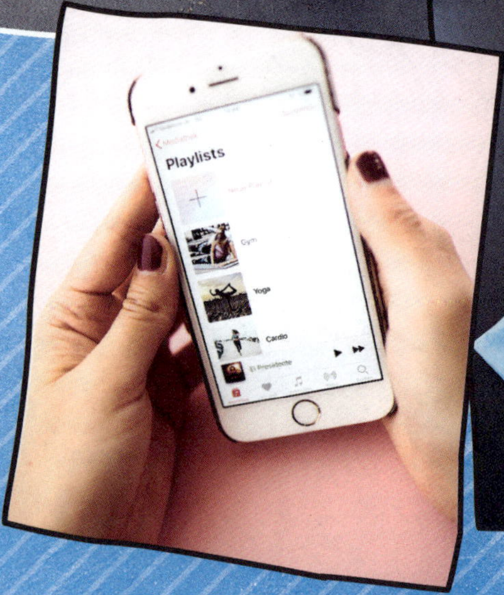
Playlists
Gym
Yoga
Cardio

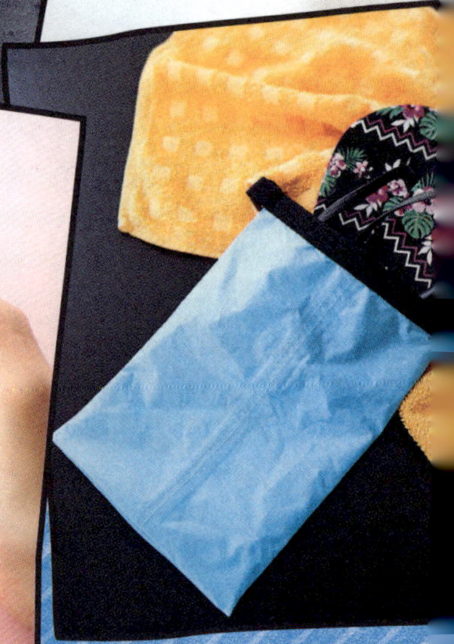

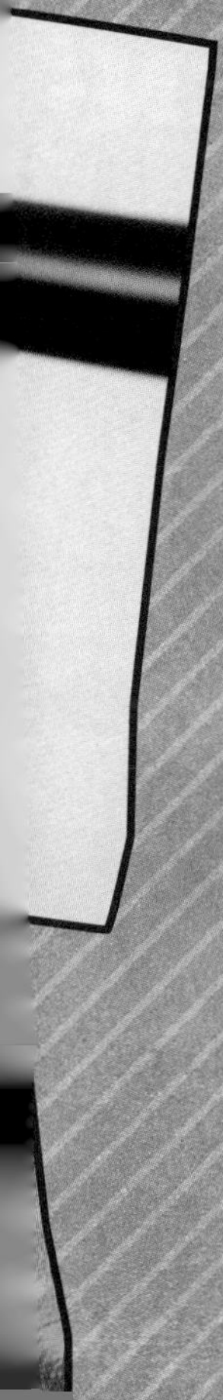

Du willst dein Training im Fitnessstudio, zu Hause oder draußen so angenehm und effizient wie möglich gestalten? Der Spaß sollte dabei im Idealfall auch nicht zu kurz kommen? Die Hacks in diesem Kapitel bringen dein Training auf das nächste Level! Probiere sie aus und hab mehr Zeit für das Wesentliche: mehr Kraft und gestählte Muskeln!

2

DIY-FITNESSMATTEN-TRAGEGURT

Aus einer Schnur kannst du ganz einfach einen Gurt für deine Fitness- oder Yogamatte basteln. Lege die Schnur zu einer Schlaufe. Befestige das Ende der Schlaufe nun mit einem lockeren Knoten an der Stelle, an der die Schnur sich kreuzt. Der Knoten sollte so locker sein, dass sich die Schlaufe in ihrer Größe verstellen lässt. Fixiere das Ganze nun mit einem zweiten Knoten.

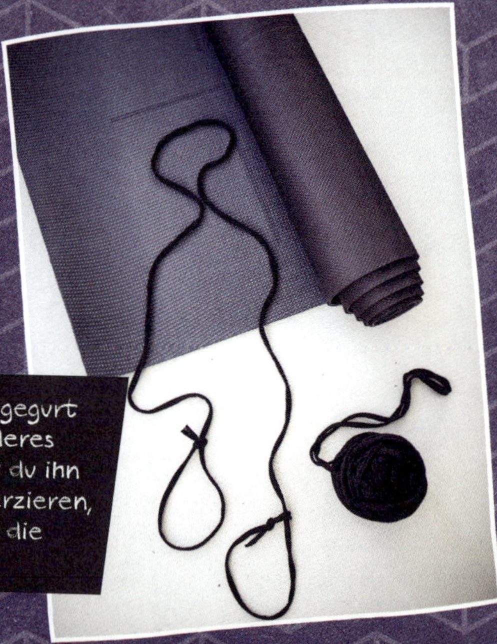

Um aus deinem Tragegurt etwas ganz Besonderes zu machen, kannst du ihn noch mit Perlen verzieren, die du einfach auf die Schnur auffädelst.

3

Playlist als Timer

Stimme deine Playlist genau auf die Dauer deines Trainings ab. So kannst du, ohne auf die Uhr zu schauen, verfolgen, wie weit du im Training bist. Außerdem kannst du dank deiner Playlist Intervalleinheiten ohne Stoppuhr durchführen.

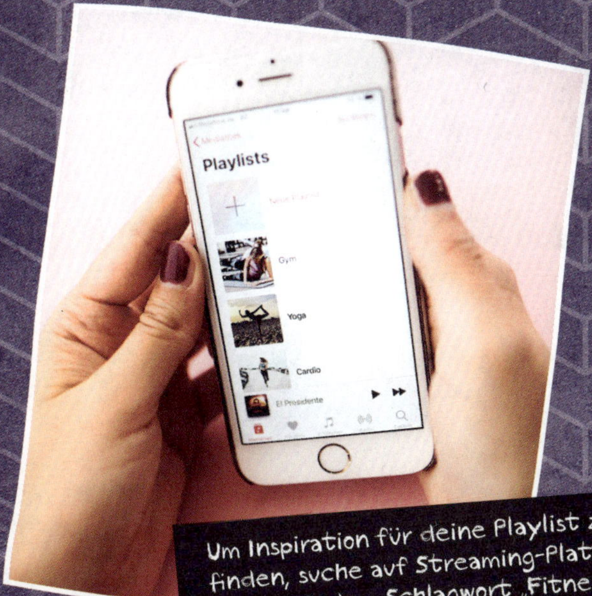

Um Inspiration für deine Playlist zu finden, suche auf Streaming-Plattformen nach dem Schlagwort „Fitness" und lasse dich von anderen Fitnessbegeisterten inspirieren.

Frischekick 4

Wer Sport macht, schwitzt unweigerlich. Falls deine Fitness-Handschuhe nicht mehr so angenehm riechen, kannst du sie ganz einfach für etwa zwei Stunden einfrieren. Durch die Minusgrade werden die Bakterien abgetötet und deine Handschuhe wieder frisch! Aus hygienischen Gründen solltest du die Handschuhe zum Einfrieren in einen Beutel legen.

Wenn du ein Sport-Shirt hast, das auch nach dem Waschen noch nicht frisch riecht, kannst du es in einem Beutel einfrieren und auf diese Art retten.

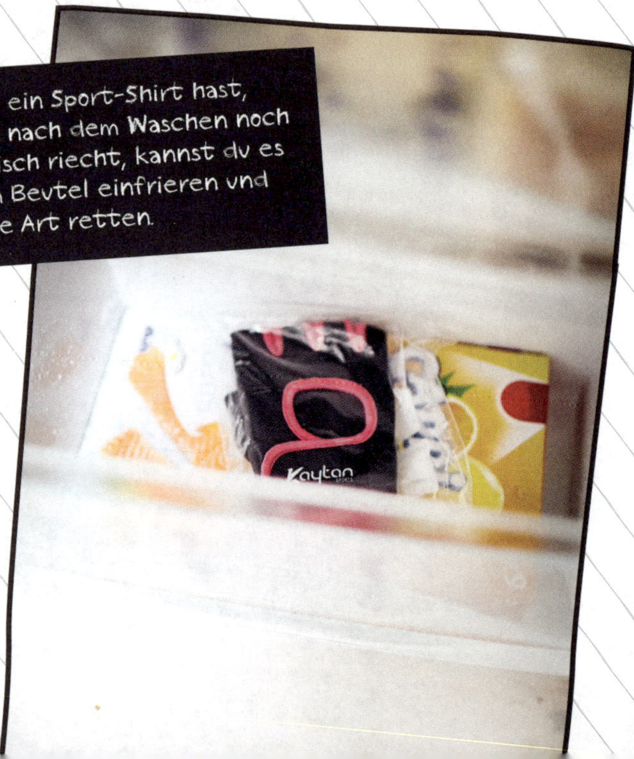

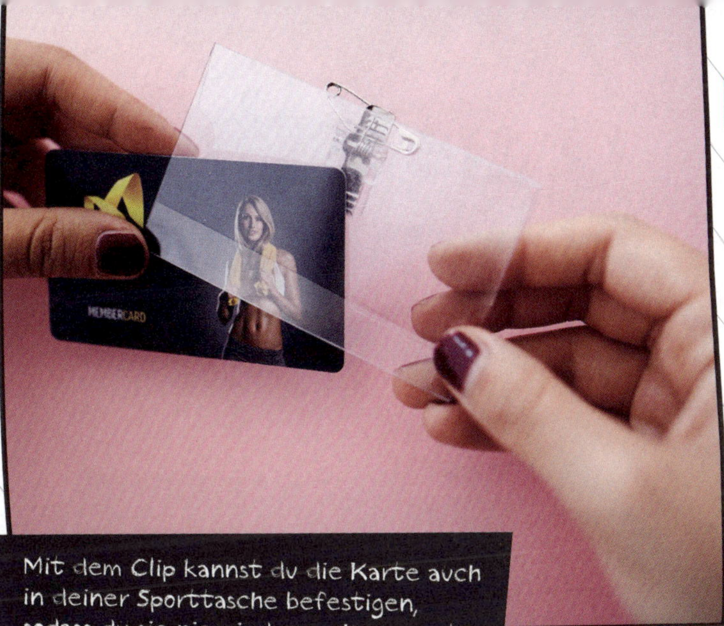

Mit dem Clip kannst du die Karte auch in deiner Sporttasche befestigen, sodass du sie nie wieder suchen musst.

5 Karten-Clip

Nutze eine Ausweishülle, um deine Studiokarte im Gym an deinem Handtuch zu befestigen. So vergisst du sie nicht an den Geräten und musst sie nicht in deine Hosen- oder Armtasche stecken, wo sie stören könnte.

Quietsch lass nach! 6

Haarspray kann helfen, wenn die Außensohle deines Schuhs quietscht. Sprüh einfach die Sohle ein und schon sollte das störende Geräusch der Vergangenheit angehören.

Deine Schuhe könnten mal wieder eine Generalüberholung gebrauchen? In Hack 108 erfährst du, wie du sie wieder zum Strahlen bringst!

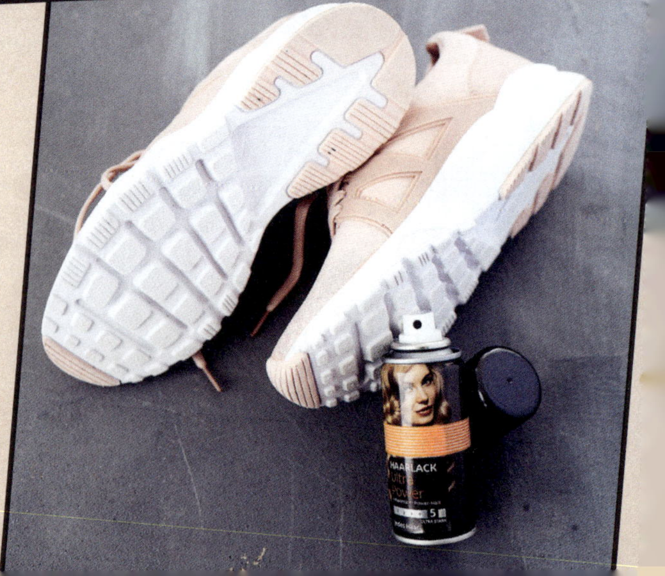

Sauber transportiert

Mithilfe einer Duschhaube kannst du deine Schuhe transportieren, ohne dass deine Tasche oder die Sachen darin schmutzig werden. Ziehe die Duschhaube dafür einfach über die Schuhsohlen, so machen sie keinen Dreck und über die Öffnung können sie trotzdem belüftet werden.

7

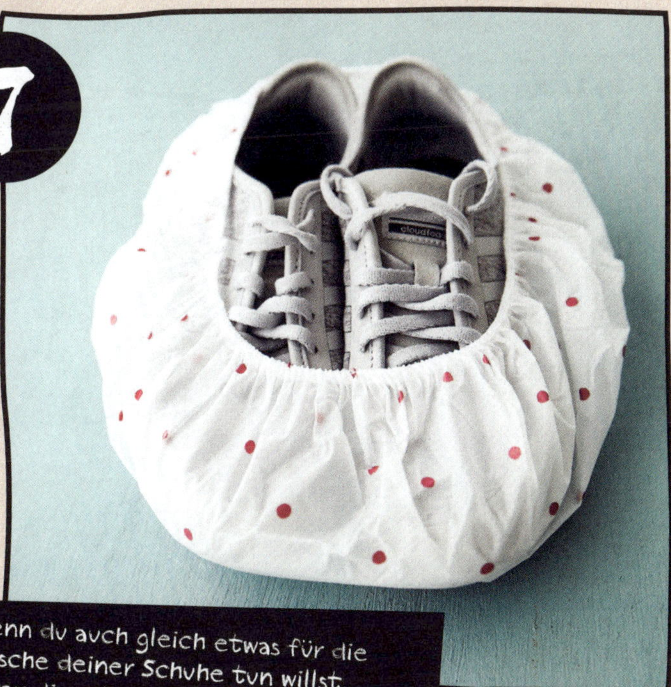

Wenn du auch gleich etwas für die Frische deiner Schuhe tun willst, schau dir unbedingt Hack 12 an.

NIE MEHR KOPFHÖRER-KABELSALAT

8

Bei In-Ear-Kopfhörern ist der Kabelsalat vorprogrammiert. Doch nicht mit folgendem Hack: Wickle deine Kopfhörer zu einer Rolle auf und fixiere sie einfach mit einer Klammer.

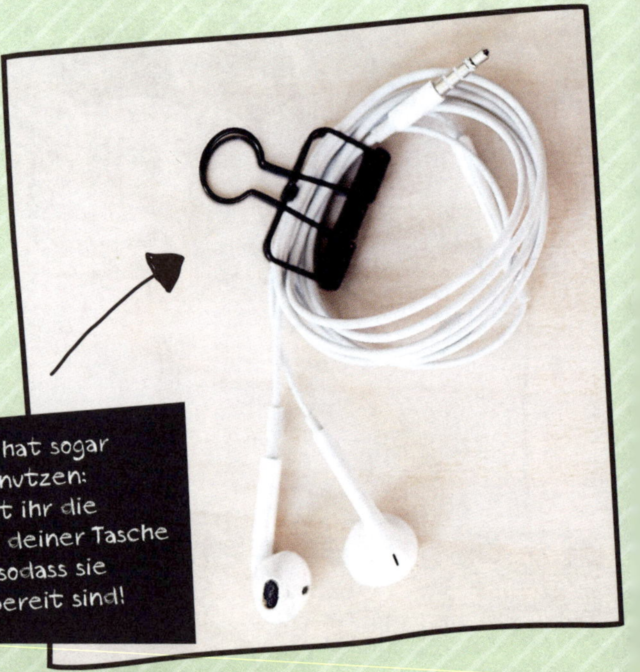

Die Klammer hat sogar einen Doppelnutzen: Du kannst mit ihr die Kopfhörer in deiner Tasche befestigen, sodass sie immer griffbereit sind!

9

Werbepausen-Workout

Wer kennt's nicht: Eigentlich wollte man abends noch zum Sport und auf einmal sitzt man vor dem Fernseher. Bevor das schlechte Gewissen anklopft, schwinge dich doch einfach in den Werbepausen auf die Matte. Eine Werbepause dauert nicht lange und ein kleines Workout ist besser als kein Workout!

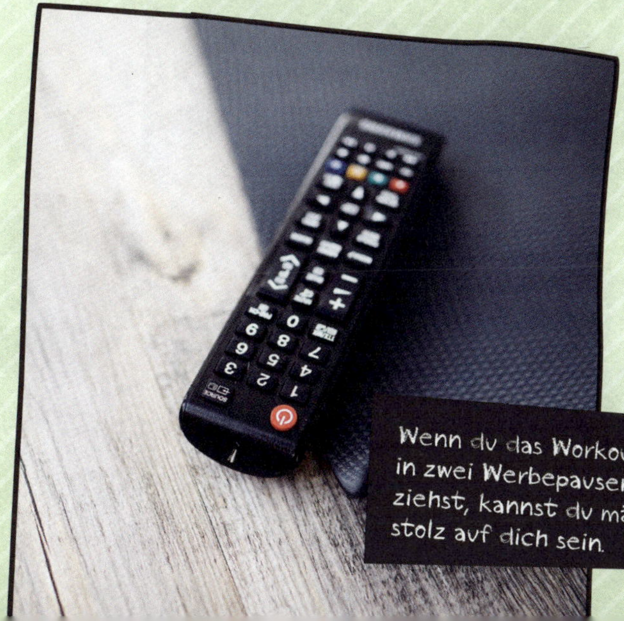

Wenn du das Workout gleich in zwei Werbepausen durchziehst, kannst du mächtig stolz auf dich sein.

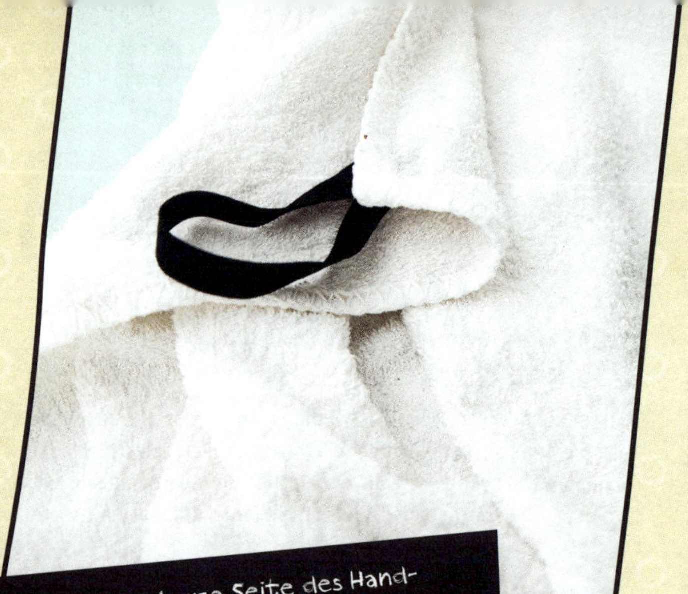

Du kannst auch eine kurze Seite des Handtuchs umschlagen und den rechten und linken Rand festnähen, sodass du eine Art Tasche erhältst. Damit kannst du dein Handtuch über die Sitzlehnen der Geräte im Fitnessstudio stülpen, ohne dass es verrutscht.

Praktisch aufgehängt

10

Nähe in eine Ecke des Handtuchs ein Gummiband ein. So kannst du es jederzeit am Fitnessgerät aufhängen, wenn du es gerade nicht brauchst.

11

Lesestunde

Eigentlich würdest du gerne mehr lesen, aber abends vor dem Schlafengehen bist du dafür immer schon viel zu müde? Nimm dein Buch einfach mit ins Fitnessstudio und verbringe eine entspannte Lese-Zeit auf dem Fahrrad. So kannst du Workout und Nützliches kombinieren.

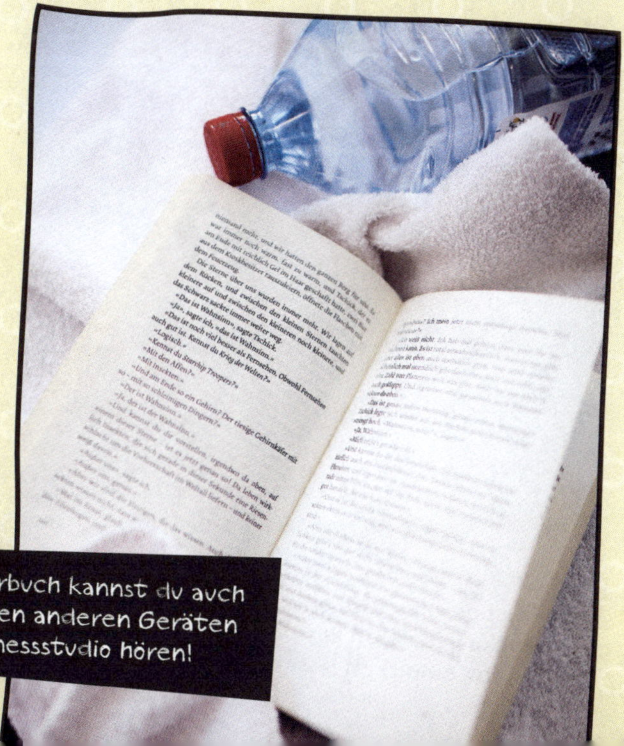

Ein Hörbuch kannst du auch auf allen anderen Geräten im Fitnessstudio hören!

FÜR MEHR FRISCHE 12

Um deinen Schuhen (und natürlich auch deiner Sporttasche) Frische zu verleihen, kannst du kleine Frischesäckchen aus einem Teebeutel, den du mit Backpulver befüllst, herstellen. Lege die Beutelchen einfach in die Schuhe, wenn du sie nicht trägst.

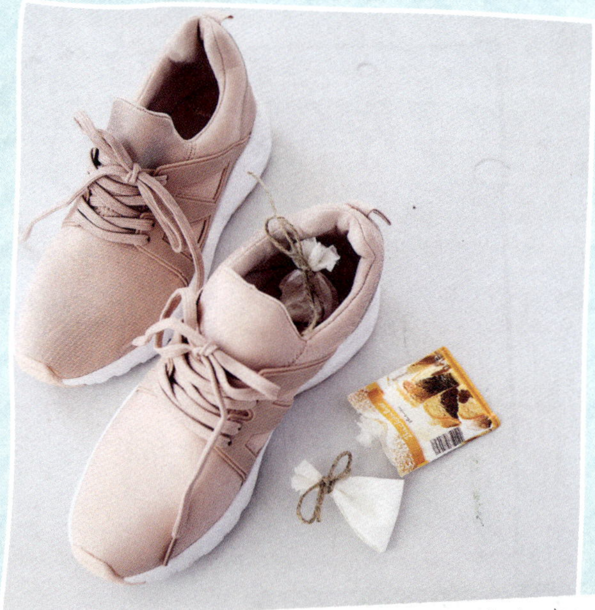

Bei besonders hartnäckigem Geruch kannst du das Backpulver auch auf der Innensohle aufstreuen, über Nacht einwirken lassen und am nächsten Tag ausklopfen.

13 REIN IN DEN PACKSACK

In einem wasserfesten Packsack, welcher eigentlich deine Wertsachen bei einer Kanutour trocken halten soll, kannst du nach dem Duschen im Fitnessstudio nasse Badelatschen und dein Handtuch verstauen und so deine restlichen Sachen vor der Nässe schützen.

Statt eines Packsacks kannst du auch eine Bikini-Tasche verwenden.

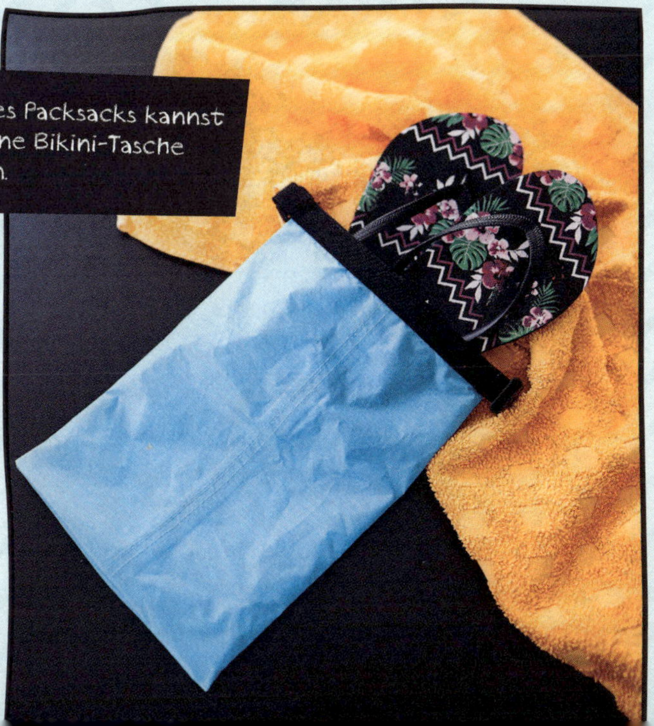

14 SAUBER EINGEROLLT

Organisation ist alles – auch in der Sporttasche! Rolle dein Sportoutfit, also Oberteil, Hose, Sport-BH und Socken ganz einfach ein. So kannst du im Studio einfach deine „Rolle" aus der Tasche nehmen und musst nicht mehr suchen.

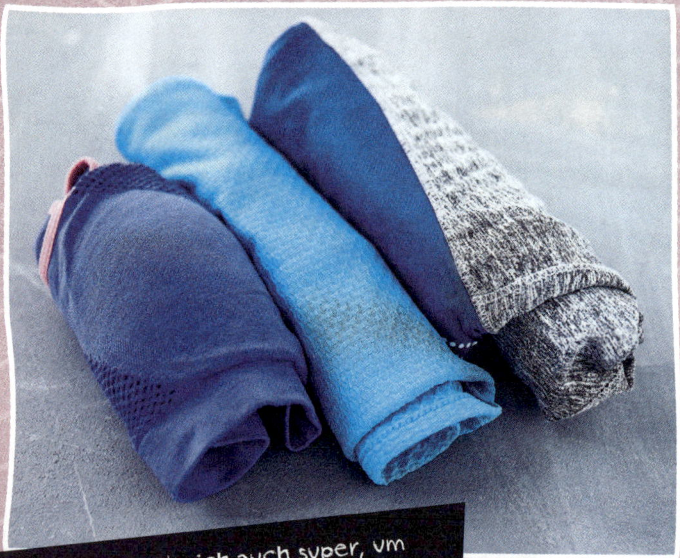

Dieser Hack eignet sich auch super, um deine Kleidung für den Urlaub zu packen!

15 DEO GEGEN DEN WOLF

Um wunde Hautstellen zu vermeiden, zum Beispiel zwischen den Oberschenkeln, pflege die Haut mit einem Deostick. Das Deo verhindert starkes Schwitzen an den empfindlichen Stellen und so entsteht auch keine unnötige Reibung.

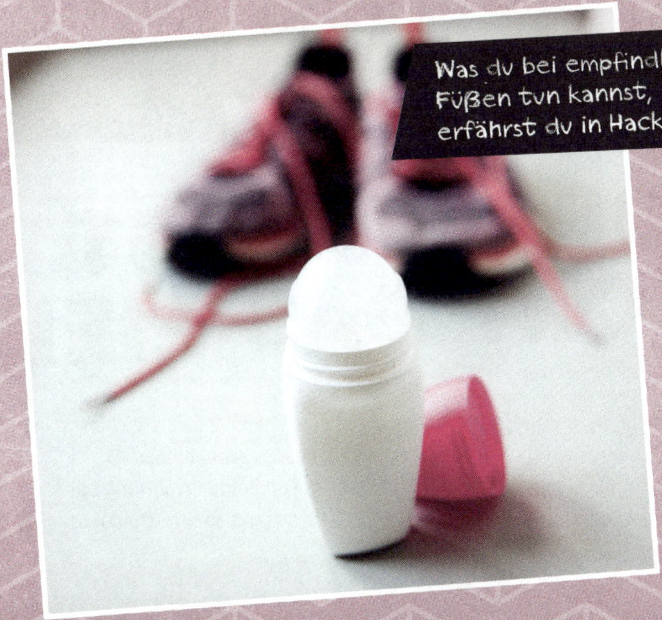

Was du bei empfindlichen Füßen tun kannst, erfährst du in Hack 101.

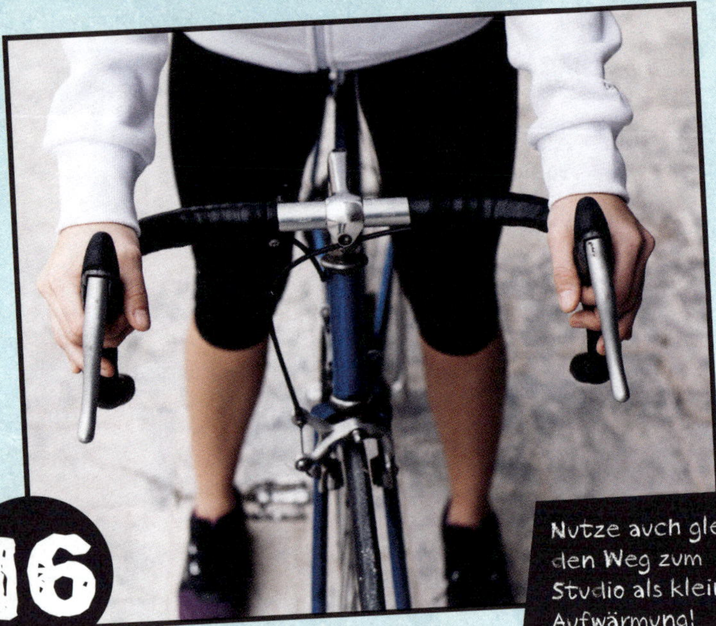

16

Nutze auch gleich den Weg zum Studio als kleine Aufwärmung!

DER WEG IST NICHT DAS ZIEL

Je einfacher dein Fitnessstudio für dich zu erreichen ist, desto leichter fällt es dir auch wirklich hinzugehen. Achte bei der Wahl deines Fitnessstudios also unbedingt darauf, dass es von deiner Wohnung oder zumindest von deiner Arbeit oder Uni/Schule aus gut zu erreichen ist.

17 Shake it!

Fülle dein Proteinpulver portioniert in deinen Shaker, wenn du zum Training gehst. Die meisten Pulver musst du nur ganz einfach mit Wasser aufgießen und schütteln! So kannst du deinen Proteinshake direkt nach dem Training genießen.

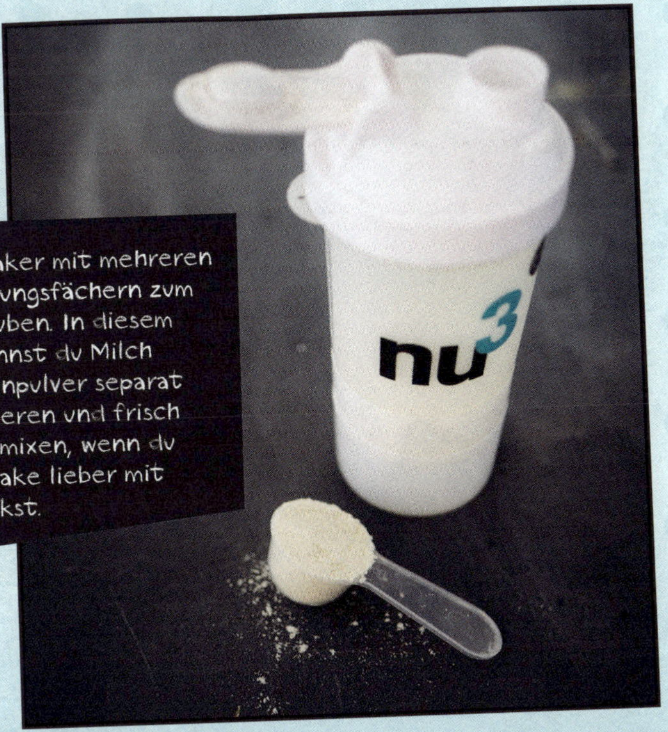

Es gibt Shaker mit mehreren Aufbewahrungsfächern zum Dranschrauben. In diesem Shaker kannst du Milch und Proteinpulver separat transportieren und frisch zusammenmixen, wenn du deinen Shake lieber mit Milch trinkst.

18

Faszientraining

Tennisbälle eignen sich hervorragend für das Faszientraining. Stelle dich aufrecht hin und positioniere den Ball unter einem deiner Füße. Verlagere nun dein Gewicht auf den Tennisball und massiere deine Fußsohlen.

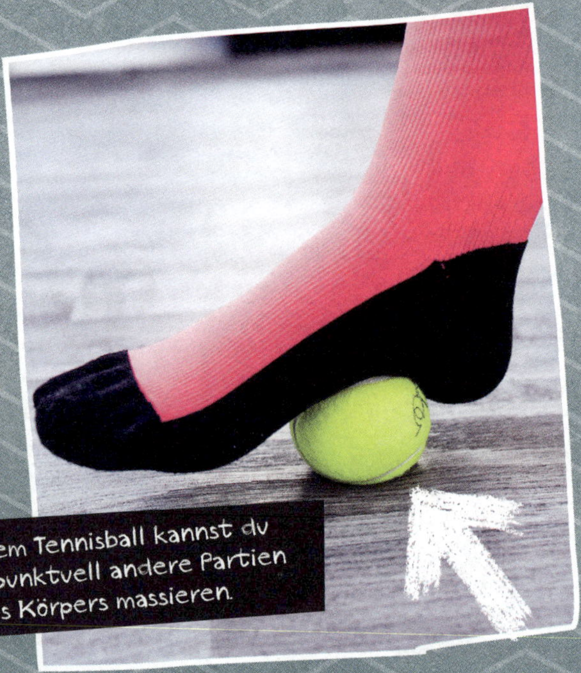

Mit dem Tennisball kannst du auch punktuell andere Partien deines Körpers massieren.

NUDELHOLZ-MASSAGE 19

Die Massage des Bindegewebes kann die Regeneration nach dem Training begünstigen. Wenn du keine Faszienrolle hast, kannst du ganz einfach ein Nudelholz umfunktionieren! Rolle ein Handtuch um das Nudelholz, um es ein wenig zu polstern, und schon kannst du losrollen.

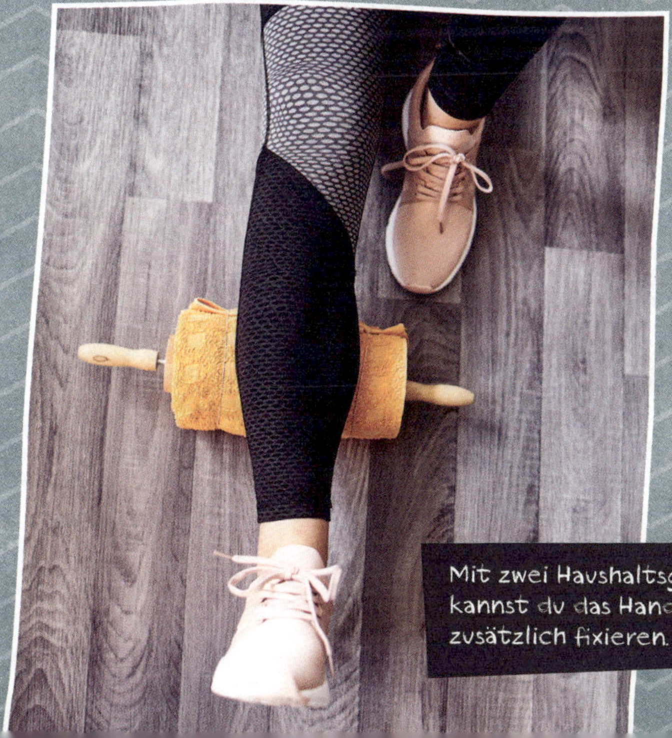

Mit zwei Haushaltsgummis kannst du das Handtuch zusätzlich fixieren.

Smartphone-Halterung an Geräten

20

Mit einem einfachen Küchengummi kannst du dein Smartphone im Fitnessstudio an verschiedenen Geräten befestigen. Platziere das Gummi, wie auf dem Bild, einfach um die Stange und spanne dein Handy darin fest.

Je dicker das Gummi, desto mehr Halt hat dein Smartphone.

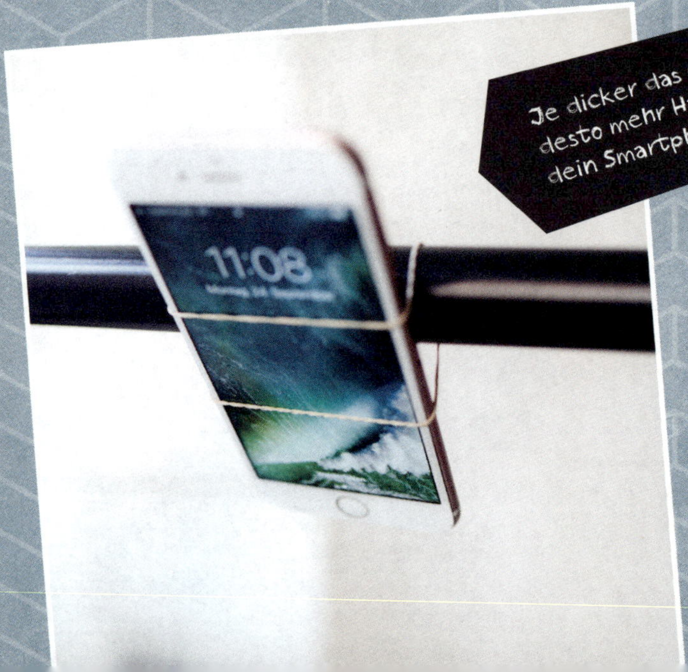

Du denkst beim Krafttraining an Fitnessstudios, in denen Bodybuilder schwere Gewichte stemmen? Neben dem Muskelaufbau bietet Krafttraining viele weitere Vorteile: Es stärkt den gesamten Halteapparat, sodass auch Sehnen, Bänder und Knochen vom Training profitieren. Eine gestärkte Rumpfmuskulatur kann Rückenschmerzen vorbeugen und du profitierst von einer besseren Beweglichkeit, denn du trainierst auch deine Körperwahrnehmung und -kontrolle. Zudem stärkt Krafttraining das Wohlbefinden und macht gute Laune!

Ernährung

&

Gesundheit

21

Neue Lieblingsgerichte finden

Probiere verschiedene Rezepte und finde deine Lieblingsgerichte in der gesunden Küche. Wenn du erst einmal herausgefunden hast was dir schmeckt, wirst du noch einfacher gesund essen können. Notiere dir deine liebsten Rezepte in einem Heft!

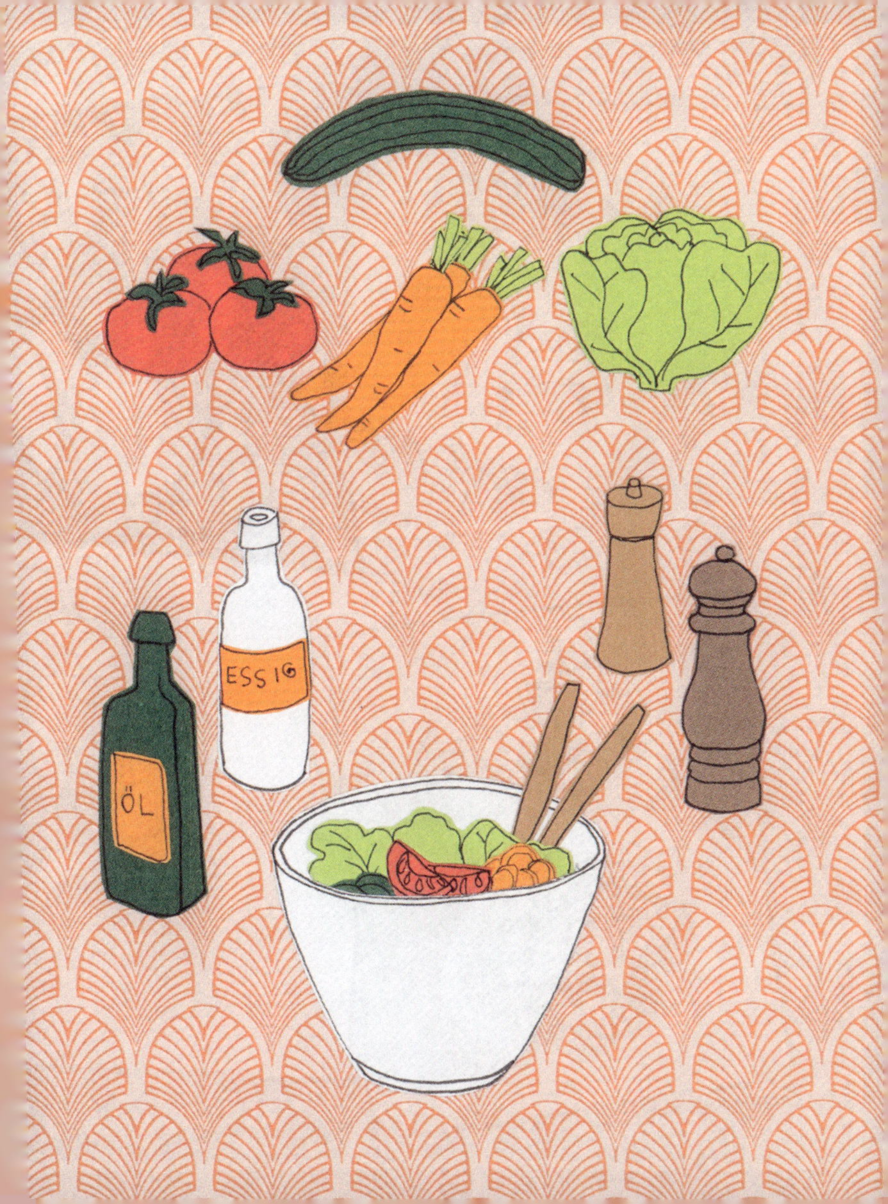
ESSIG
ÖL

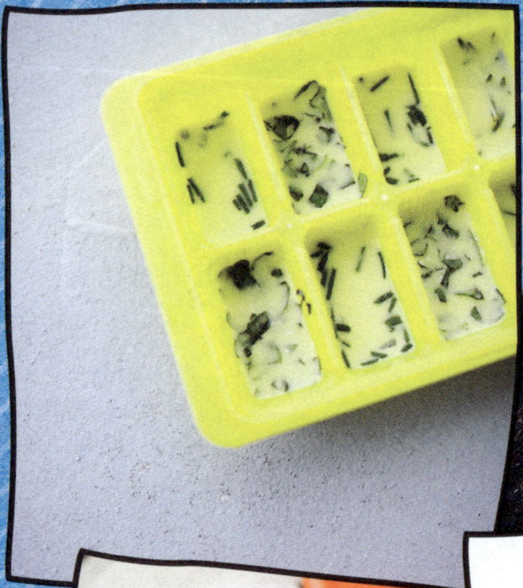

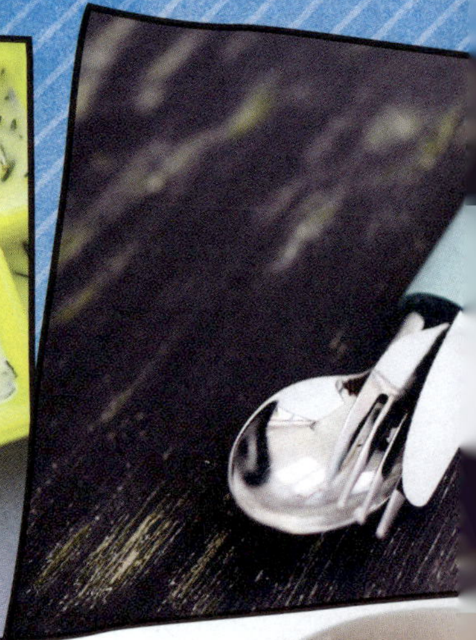

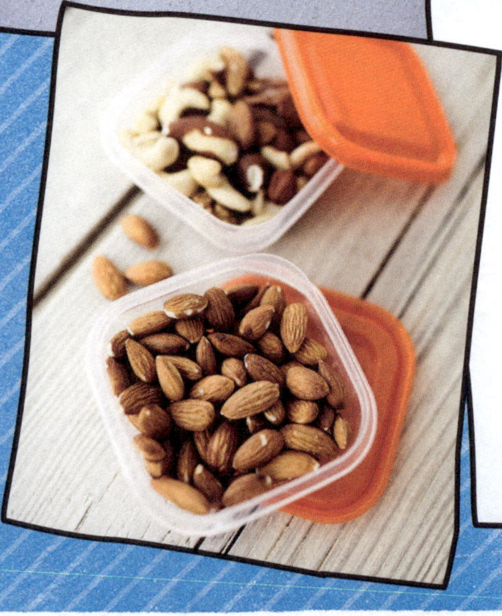

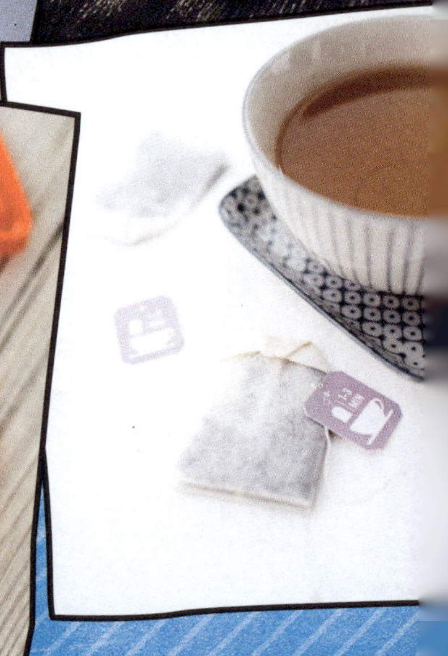

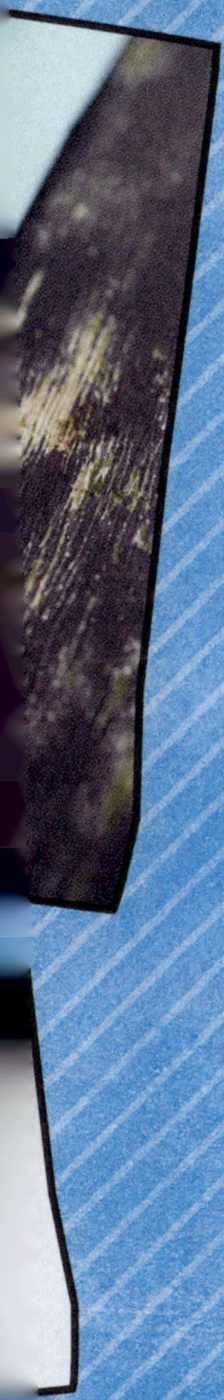

„Du bist was du isst!“ Sicher hast du diesen Satz schon einmal gehört. Gesunde Ernährung wird oft mit Verzicht und strengen Regeln in Verbindung gebracht. Dabei geht es darum, dem Körper und somit auch dir selbst etwas Gutes zu tun. Gesunde Ernährung muss nicht kompliziert sein! Auf den folgenden Seiten erfährst du, wie du mit Leichtigkeit leckere und gesunde Mahlzeiten auch in den stressigen Alltag integrierst.

SMOOTHIE-PREP 22

Du magst Smoothies, findest es aber zu umständlich jedes Mal Obst und Gemüse zu schneiden? Bereite klein geschnittene Obst- und Gemüse-Mischungen vor und friere sie portionsweise in einem Beutel oder einer Dose ein. So kannst du einfach die Mischung aus dem Gefrierfach holen, mixen und deinen eiskalten Smoothie genießen.

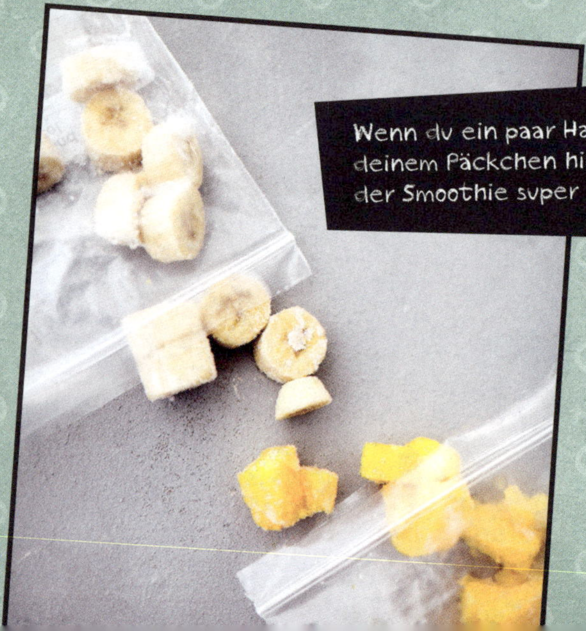

Wenn du ein paar Haferflocken zu deinem Päckchen hinzugibst, ist der Smoothie super sättigend.

Wenn du die Flasche im 45°-Winkel ins Gefrierfach legst, steht das Eis bis zum Flaschenhals in der Flasche und kühlt dein Getränk gleichmäßig.

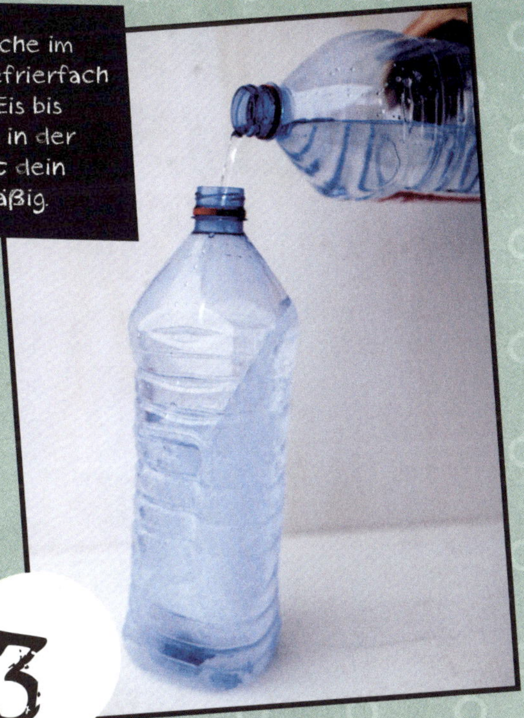

23 Wasserflasche einfrieren

Befülle eine Plastikflasche zur Hälfte mit Wasser und friere sie ein. Wenn du ins Fitnessstudio gehst, fülle den Rest auf und du hast das erfrischendste Getränk überhaupt!

24 FRUIT INFUSED WATER

Wasser trinken ist dir zu langweilig und du brauchst mehr Geschmack? Gib doch mal gefrorene oder frische Früchte oder Kräuter in dein Wasser!

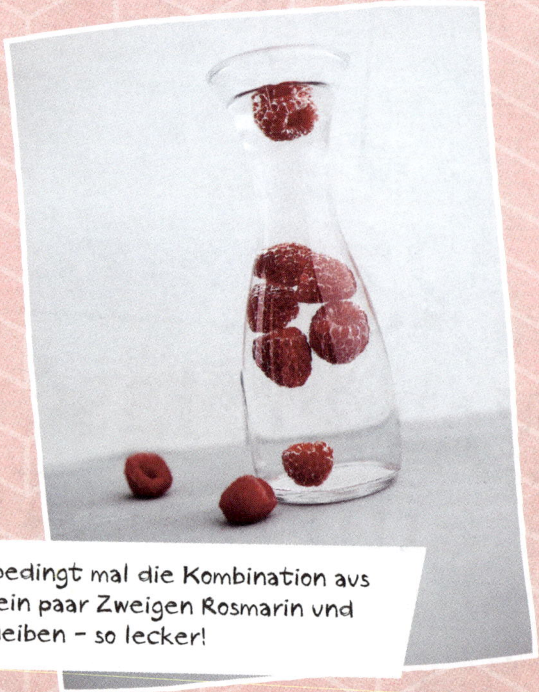

Probiere unbedingt mal die Kombination aus Wasser mit ein paar Zweigen Rosmarin und Zitronenscheiben – so lecker!

Snacks vorbereiten

Mische dir im Voraus einen gesunden Snack-Mix aus Nüssen und Trockenfrüchten und bereite ihn in Portionen vor. So musst du nur einmal den Aufwand betreiben und hast dann deine gesunden Lieblingssnacks nach deinen Wünschen zusammengestellt.

25

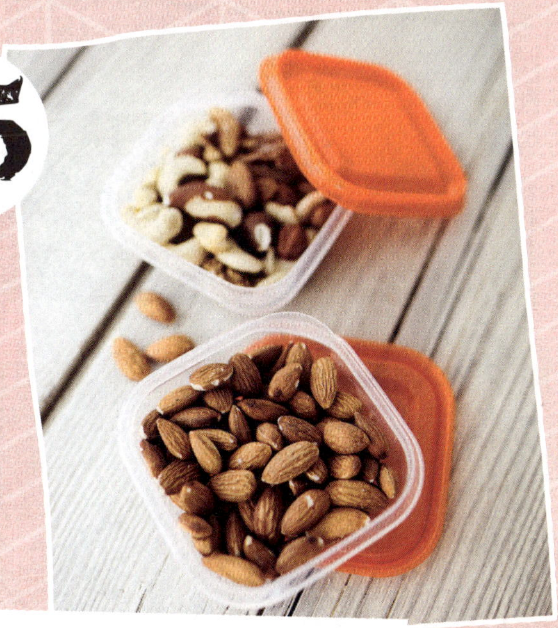

Das Auge isst mit! In schönen Gläschen verpackt, greifst du noch viel lieber nach deinem gesunden Snack!

26

WASSER-REMINDER

Wenn es dein Ziel ist, mehr Wasser zu trinken, beschrifte deine Flasche mit Uhrzeiten. Daran kannst du ablesen, bis wann du wie viel getrunken haben solltest.

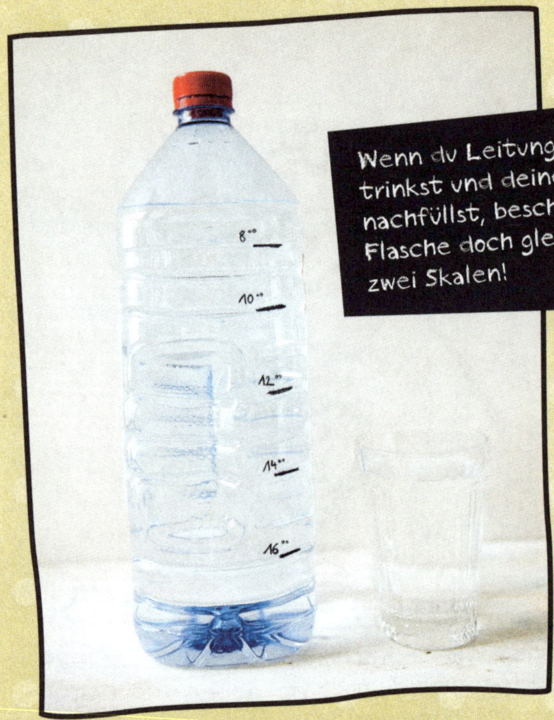

Wenn du Leitungswasser trinkst und deine Flasche nachfüllst, beschrifte die Flasche doch gleich mit zwei Skalen!

Energie-Bomben

Für etwa 25 leckere Energy-Kugeln einfach eine halbe geschälte Orange, 50 g Haferflocken, 75 g Datteln, 50 g Mandeln und ein paar Leinsamen in den Mixer geben. Das Ganze so lange vermengen, bis die Masse zu kleinen Stückchen zermahlen wurde.
Nun einfach Kügelchen formen und genießen!

27

Lagere die Energy-Kugeln im Kühlschrank. Dort sollten sie sich bis zu einer Woche halten.

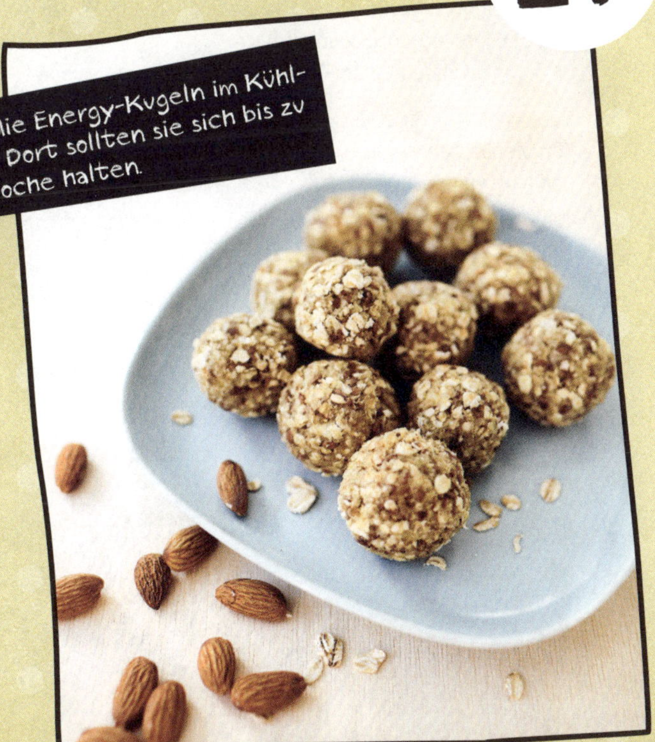

MEALPREP-BAUKASTEN 28

Du hast keine Lust, abends noch groß zu kochen und willst trotzdem gesund essen? Dann ist Mealprep die Lösung für dich! Das Prinzip von Mealprep, also dem Vorkochen, ist ganz einfach:
du bereitest an nur einem Tag das Essen für mehrere Tage vor!

Dabei stellst du dir einfach Gerichte aus Zutaten, die du magst, zusammen. Kombiniere dabei eine sättigende Grundlage mit leckerem Gemüse und Nüssen und mixe dir außerdem Saucen. Die wichtigsten Basics für Mealprep sind:

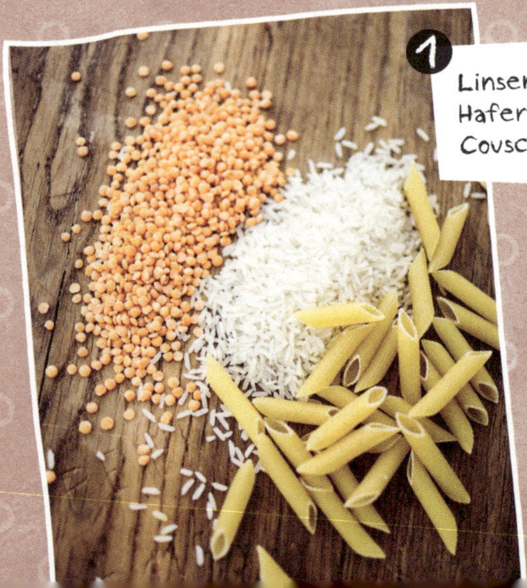

1 Linsen, Reis, Nudeln, Haferflocken, Quinoa, Couscous

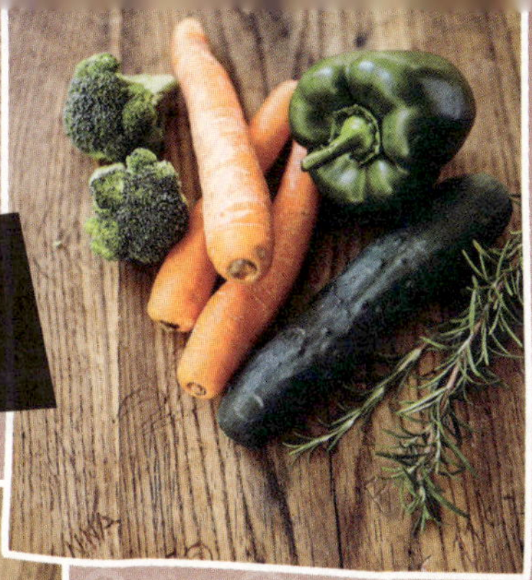

2 Frisches und gefrorenes Gemüse sowie frisches und gefrorenes Obst

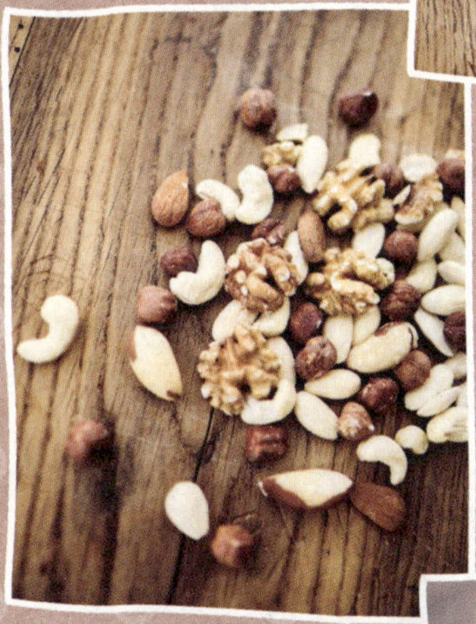

3 Nüsse und Samen, Erdnussbutter, Öle, Senf, Gewürze

4 Auch wenn du auf Masse vorbereitest, stelle dein Essen liebevoll zusammen, umso mehr freust du dich auch auf deine vorgekochten Gerichte!

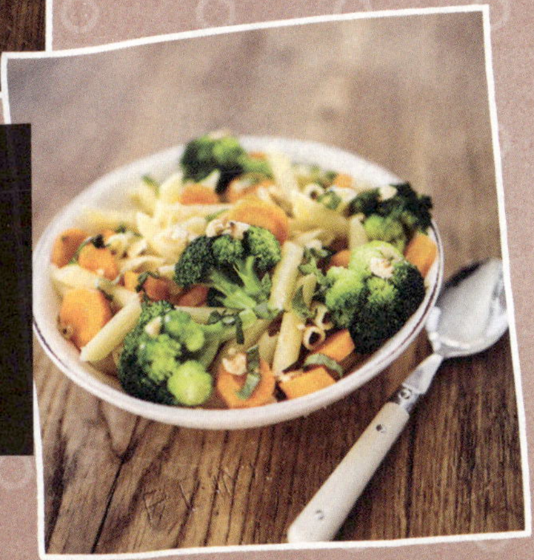

29

DIY-Energieriegel

Für die Energieriegel 2 Bananen, 50 g Datteln, 150 g Haferflocken, 40 g Mandeln und 40 g Kokosflocken mixen. Gib einen halben TL Backpulver hinzu. Zerkleinere die Zutaten im Mixer zu kleinen Stückchen. Gib die Masse auf ein Backblech und backe sie bei ca. 120 °C Ober- und Unterhitze für 30 Minuten im Ofen, bis sie leicht golden sind. Abkühlen lassen, in Portionen schneiden, fertig!

Probiere bei der Zubereitung verschiedene Nüsse aus und gib nach Belieben kleine Fruchtstückchen dazu.

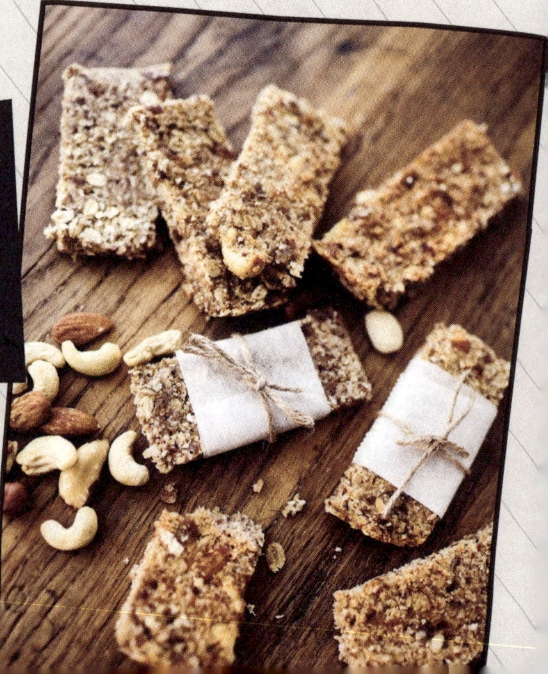

Grüner Energy-Boost

30

Trinke vor dem Training eine Tasse grünen Tee, um energiegeladen ins Workout zu starten und die Regeneration deiner Muskeln nach dem Training zu begünstigen. Das Koffein im Grüntee wirkt zwar langsamer als das in Kaffee, die Wirkung hält dafür aber umso länger an.

Den optimalen Effekt erhältst du, wenn du den grünen Tee etwa 1–2 Stunden vor dem Training trinkst.

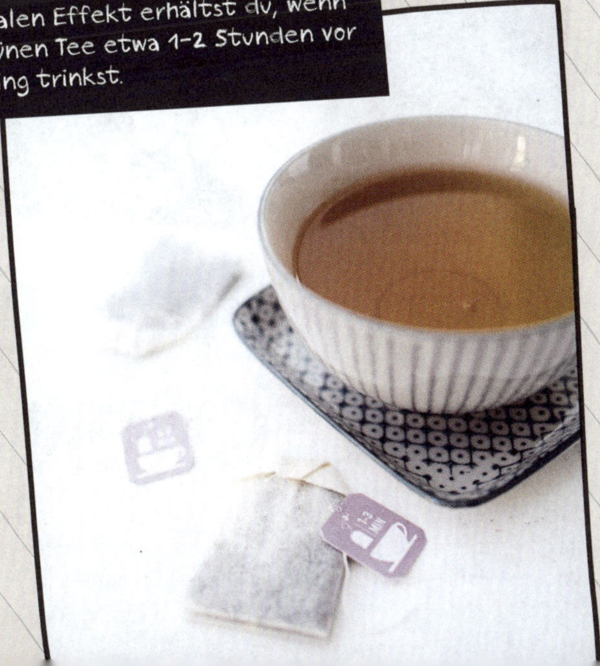

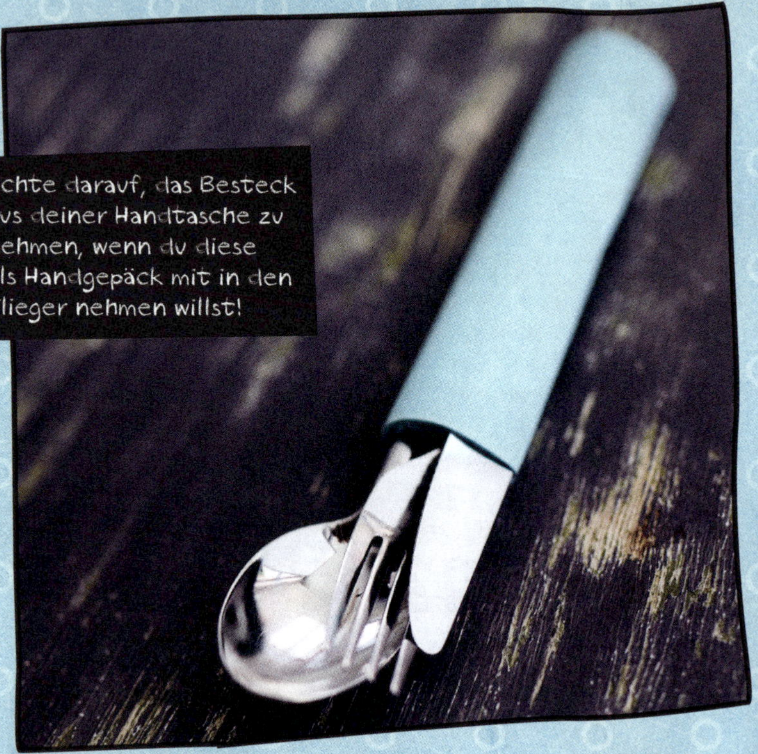

Achte darauf, das Besteck aus deiner Handtasche zu nehmen, wenn du diese als Handgepäck mit in den Flieger nehmen willst!

BESTECK EINSTECKEN 31

Packe Besteck in deine Handtasche oder dein Reisegepäck, um unterwegs flexibler zu sein und auf gesunde Alternativen zurückgreifen zu können. Wickel es dafür einfach in ein Tuch oder eine Serviette ein.

32 Mealprep im Schlaf

Leckere Overnight Oats kannst du bereits am Vorabend zubereiten, sodass du am Morgen entspannter in den Tag startest. Gib dafür einfach Haferflocken in ein Glas, füge Milch, Saft oder Wasser hinzu und toppe das Ganze mit Früchten und Nüssen deiner Wahl. Über Nacht aufquellen lassen und morgens genießen!

In einem verschließbaren Glas kannst du die Overnight Oats auch super unterwegs essen.

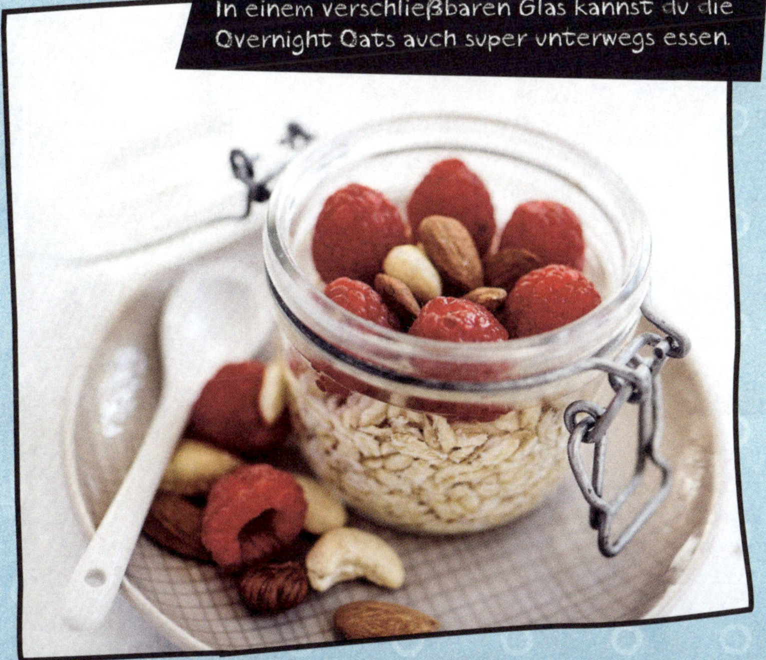

UNGESUNDE SNACKS PORTIONIEREN

33

Wie heißt es so schön? Die Masse macht das Gift! Es macht einen riesigen Unterschied, ob du eine kleine Portion Chips isst, wenn du Lust darauf hast, oder ob du gleich die ganze Packung verschlingst. Um gar nicht erst in die Versuchung zu kommen, kannst du dir für Heißhungerattacken deine Süßigkeiten und Snacks in kleine Portionen verpacken.

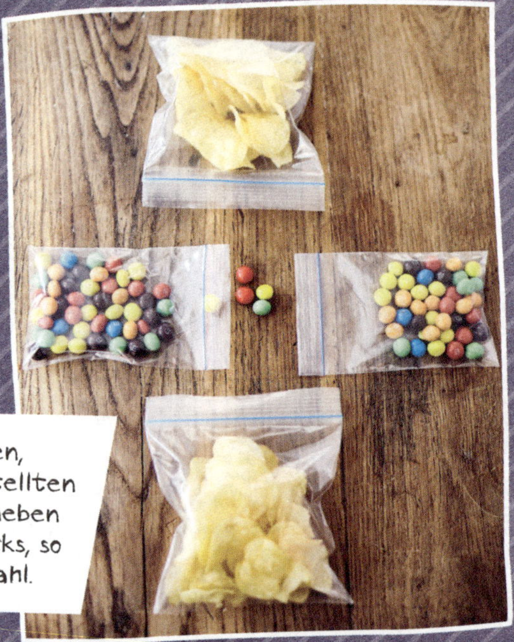

Packe deine gesunden, selbst zusammengestellten Snacks aus Hack 25 neben die ungesunden Snacks, so hast du immer die Wahl.

Hummus to go

34

Fülle ein Glas mit Schraubverschluss zu etwa einem Drittel mit Hummus und stecke nach Belieben Gemüsesticks hinein. Das Glas kannst du nun ganz einfach mitnehmen und unterwegs snacken.

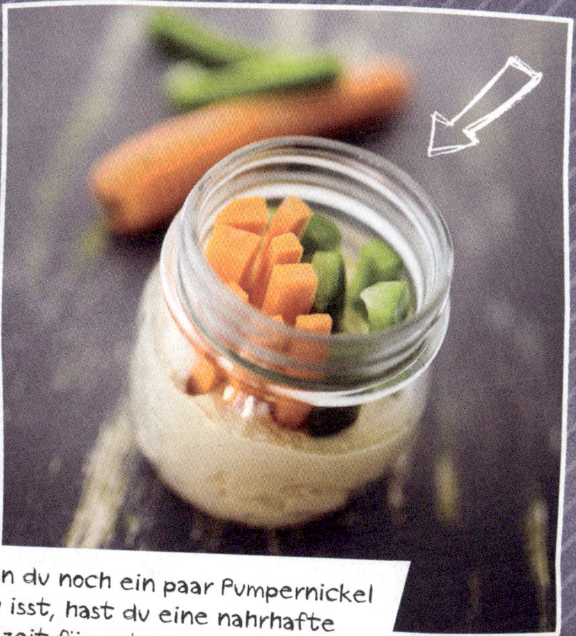

Wenn du noch ein paar Pumpernickel dazu isst, hast du eine nahrhafte Mahlzeit für unterwegs.

35

ORGANISATIONS-TALENT

Plane deine Mahlzeiten! Überlege dir, welche Gerichte du kochen und welche Snacks du einplanen möchtest. Mit dem Essensplan lässt sich zudem super einfach eine Einkaufsliste erstellen.

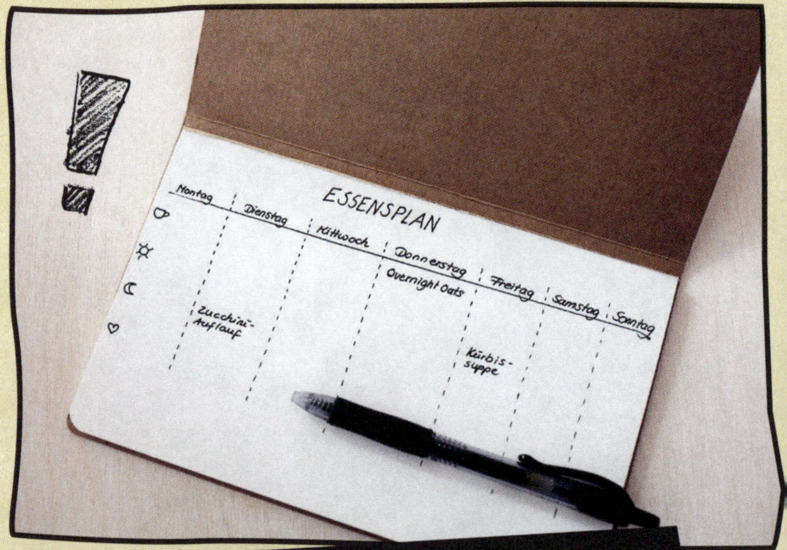

Plane am besten immer wochenweise und denke daran, Rezepte mit leicht verderblichen Lebensmitteln zuerst zuzubereiten.

Achte schon beim Einkaufen darauf, welche Farben sich in deinem Einkaufskorb befinden.

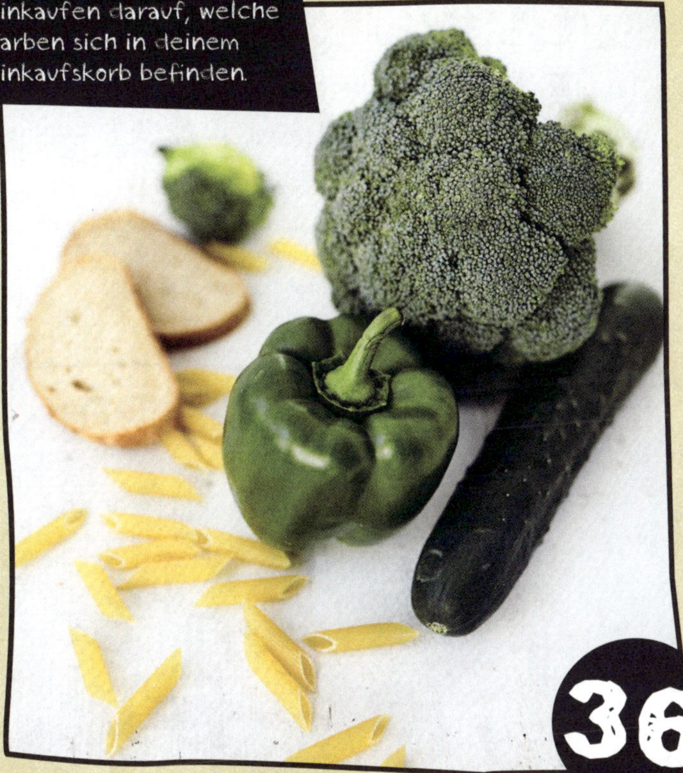

36

DER COLOR-CODE

Ein ganz einfacher Leitsatz, den du beim Einkaufen und Kochen beherzigen solltest: viel Grün, wenig Braun! Versuche viel grünes Gemüse auf dem Teller zu haben und weniger braune Lebensmittel wie Brot, Reis und Nudeln.

37

Vorräte wie bei Oma

Lege dir einen Vorrat aus gut haltbaren, nahrhaften und gesunden Lebensmitteln an, um für den Notfall immer genug Zutaten für eine Mahlzeit zu haben. Hier eignen sich zum Beispiel Linsen, Reis, Nudeln, Haferflocken und verschiedenes Gemüse in Dosen.

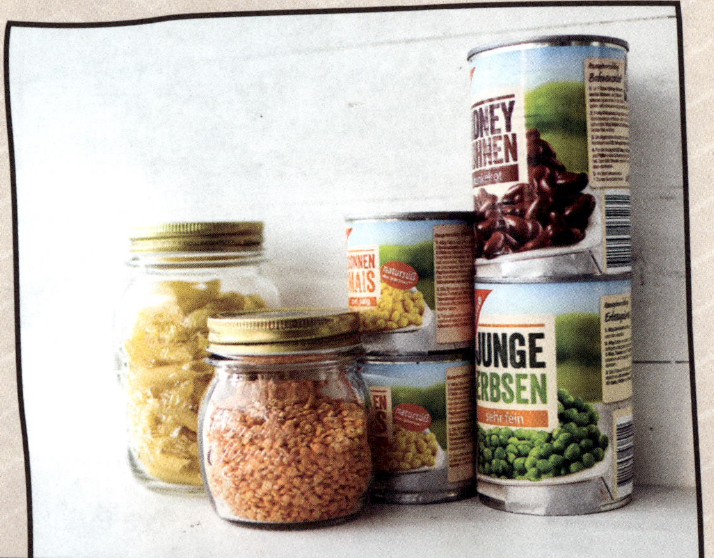

Nicht vergessen – jeder Vorratsschrank muss regelmäßig wieder aufgefüllt werden!

HEALTHY SCHOKOCREME

38

Aus einer Avocado, Kakaopulver und etwas Honig zauberst du ganz einfach eine leckere Schokocreme. Alternativ kannst du statt Honig auch eine halbe reife Banane verwenden, dann ist die Creme noch ein wenig gesünder.

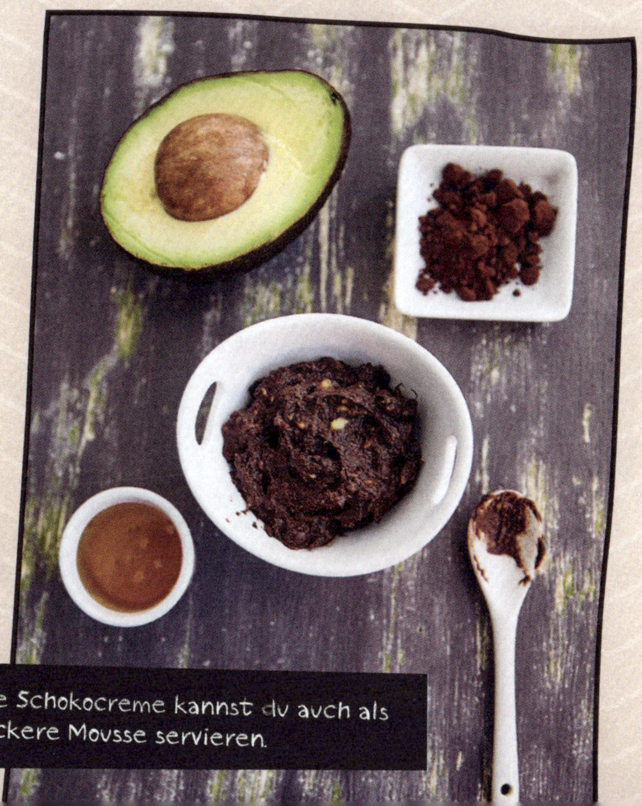

Die Schokocreme kannst du auch als leckere Mousse servieren.

Kräuter-Würfel

39

Befülle die einzelnen Fächer einer Eiswürfelform mit Kräutern, fülle sie mit Olivenöl auf und friere sie ein. Bei Bedarf kannst du nun einen Kräuter-Öl-Würfel herausnehmen und sparst so Zeit beim Kochen und Würzen!

Wenn die Eiswürfel gefroren sind, kannst du sie auch in einen Beutel oder eine Dose geben und deine Eiswürfelform wieder anderweitig verwenden.

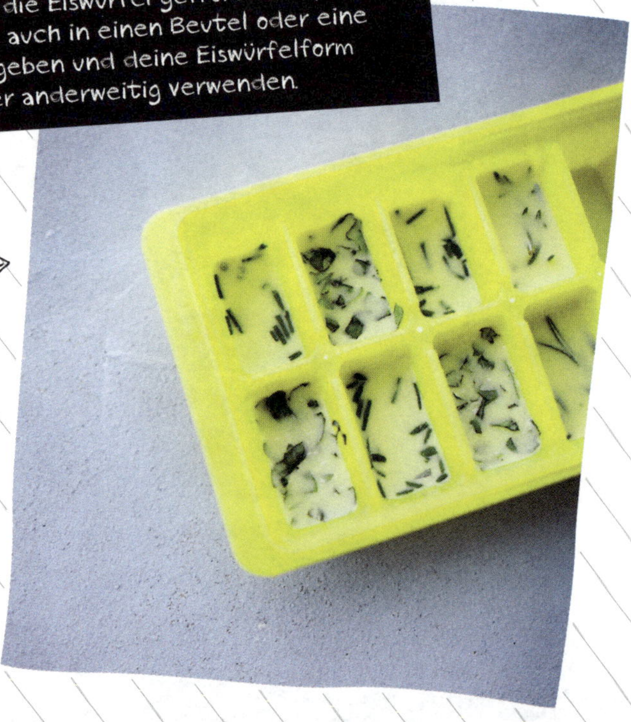

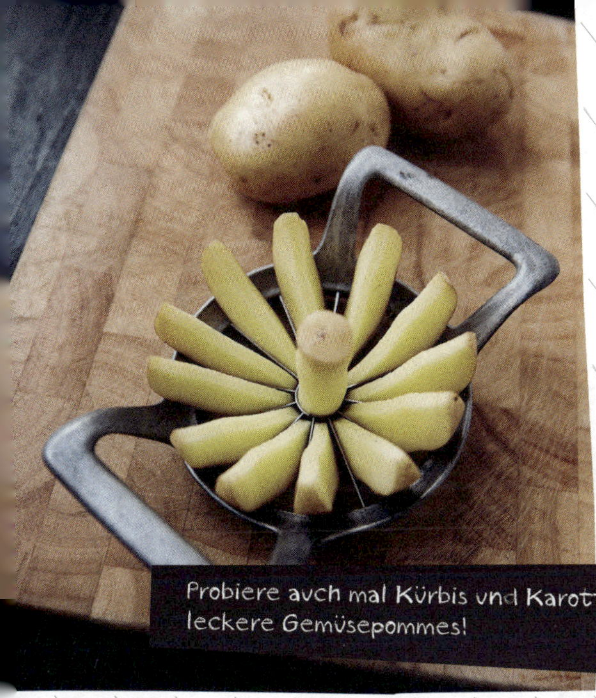

Probiere auch mal Kürbis und Karotten für leckere Gemüsepommes!

40 Pommes Flitz

Wenn Pommes, dann am besten selbst gemacht! Schneide mit einem Apfelschneider aus einer Kartoffel ganz einfach Kartoffelspalten. Nun nur noch würzen, mit etwas Öl beträufeln und ab in den Ofen für etwa 20 Minuten bei 200 °C.

PASTA PARTY!

41

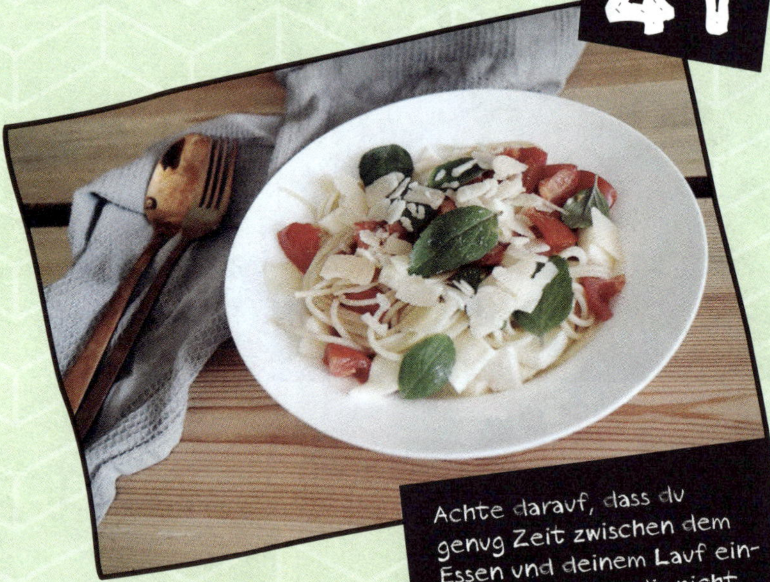

Achte darauf, dass du genug Zeit zwischen dem Essen und deinem Lauf einplanst, damit es dir nicht schwer im Magen liegt.

Marathonläufer essen vor einem langen Lauf Pasta, um ihre Glykogenspeicher aufzufüllen. Glykogen ist der bevorzugte Antriebsstoff und Energielieferant unserer Muskeln. Auch, wenn du keinen Marathon läufst, kann eine leckere Portion Pasta deinen Lauf boosten!

Sei nicht zu streng mit dir! Vielleicht hast du schon einmal vom 80/20-Prinzip gehört? Das bedeutet, dass man sich zu 80 % gesund und ausgewogen ernährt und zu 20 % einfach das isst, worauf man Lust hat. Der Vorteil dieser Strategie ist, dass man auf nichts verzichten muss und sie sich im Alltag gut umsetzen lässt. So ist es auch ohne Probleme möglich, unterwegs zu essen und Essen zu gehen. Jede Ernährungsform, die nicht alltagstauglich ist, kann leider auch nicht zur Gewohnheit werden.

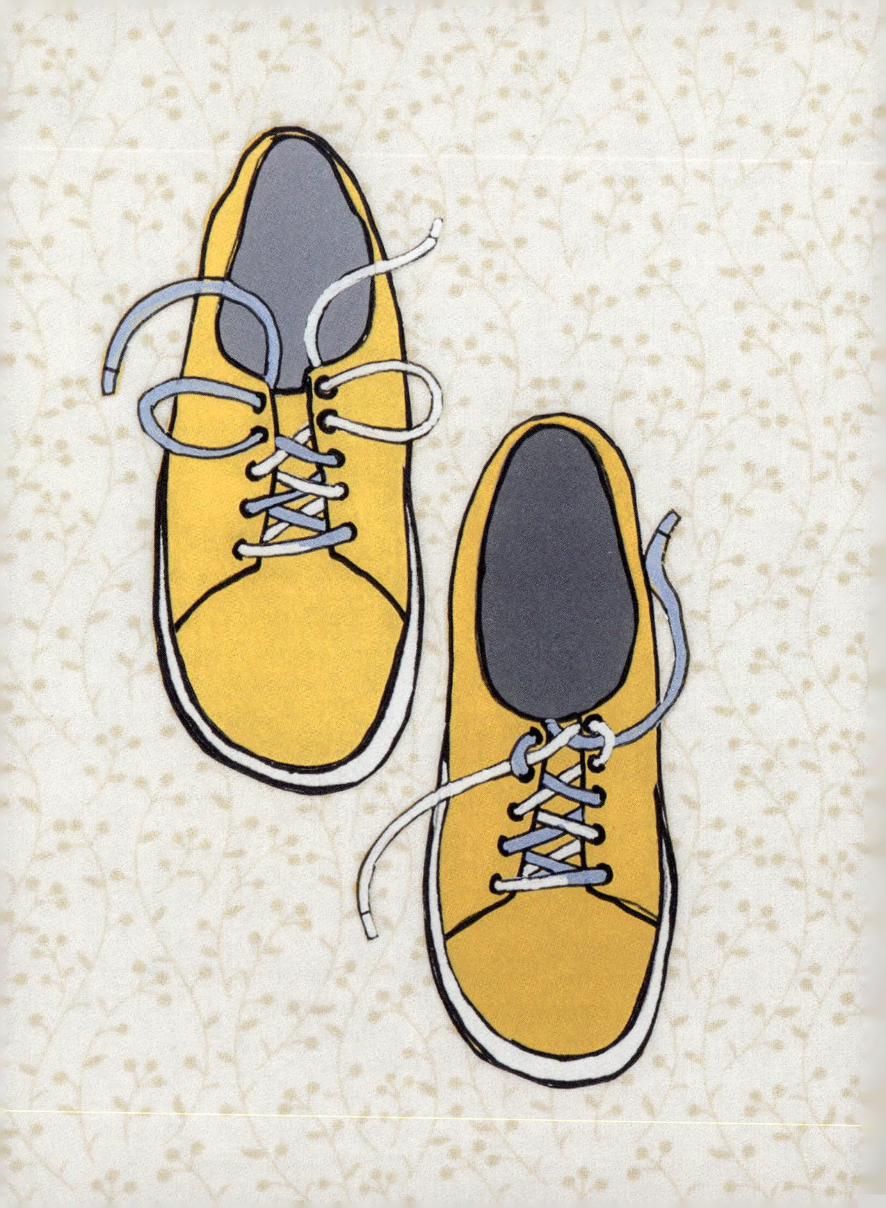

Ausdauer & Kondition

42 Festgebunden

Die Schloss-Schnürung sorgt für einen guten Halt des Fußes im Laufschuh. Bis zur vorletzten Öse gleicht sie der klassischen Kreuzschnürung:

1. Den Schnürsenkel auf beiden Seiten von oben durch die ersten Ösen ziehen, sodass er links und rechts gleich lang ist.
2. Die beiden Enden überkreuzen und wieder von oben durch die nächsten Ösen ziehen.
3. Die Enden ohne Überkreuzen jeweils in einer Schlaufe durch die letzte Öse führen.
4. Die Enden überkreuzen, durch die gegenüberliegende Schlaufe fädeln, festziehen und Schleife binden.

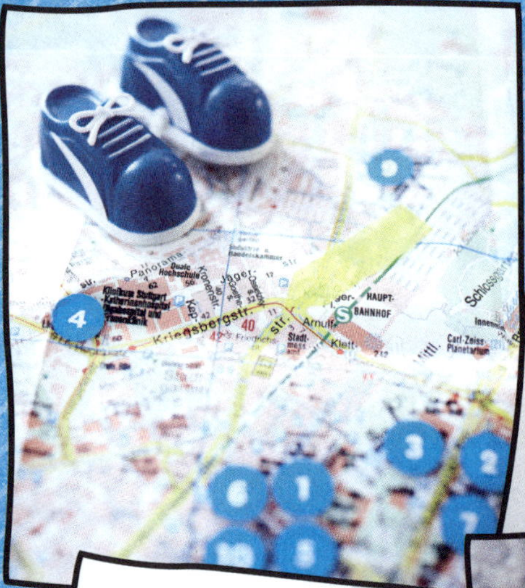
Panorama
Kriegsbergstr.
HAUPT-
BAHNHOF
Carl-Zeiss-
Planetarium
4
9
3
2
6
1
7

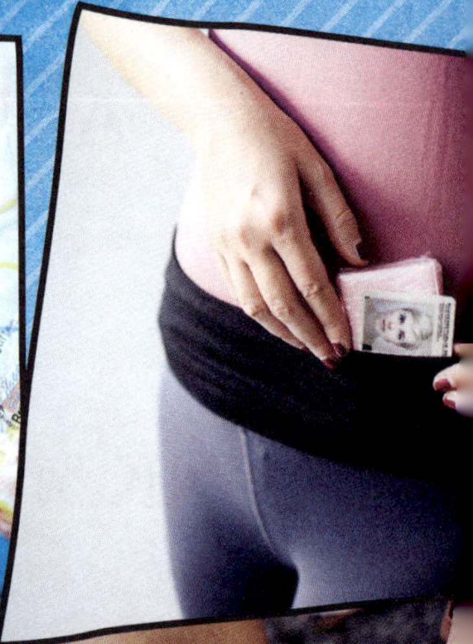

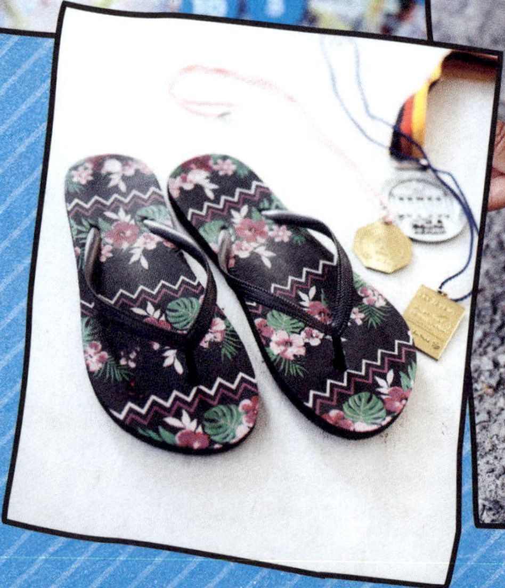

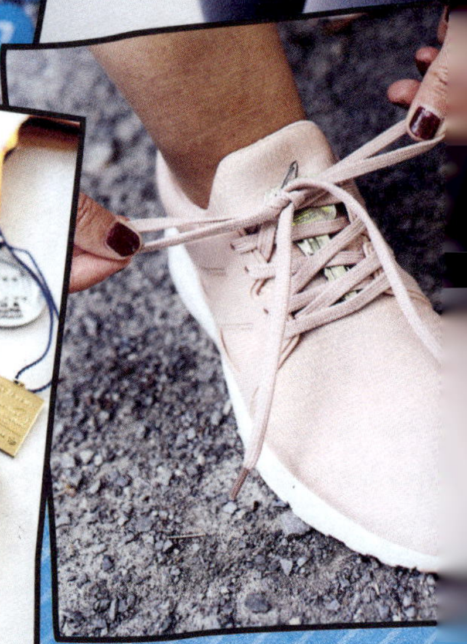

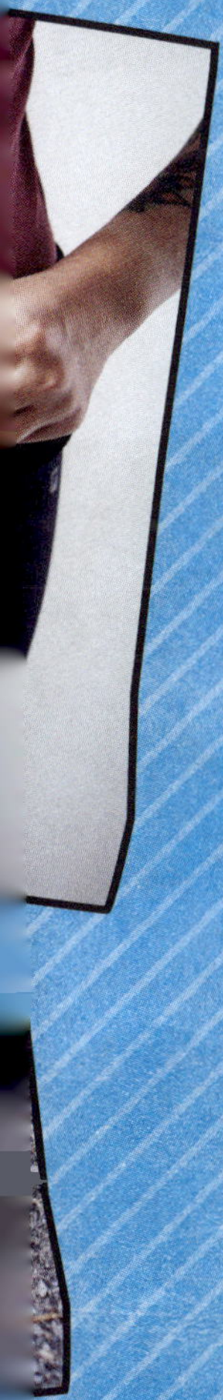

Auf den folgenden Seiten findest du hilfreiche Hacks fürs Laufen und Joggen für Anfänger und Fortgeschrittene: Finde deine Lauf-Liebe, bleib motiviert und erreiche deine Lauf-Ziele! Viel Spaß beim Lesen und Durchstarten!

43

DIY-Handytasche

Wenn du die Tasche häufiger verwenden willst, fixiere sie einfach mit ein paar Nahtstichen.

Eine einsame Sportsocke lässt sich mit nur wenigen Handgriffen zur Handytasche umfunktionieren: Den Zehenteil der Sportsocke abschneiden, sodass ein Schlauch entsteht. Dann den Schlauch zur Hälfte umkrempeln, auf einer Seite bleibt dabei eine Öffnung. Zum Schluss verstaust du dein Handy in der durchs Umkrempeln entstandenen Tasche und auf geht's zum Training!

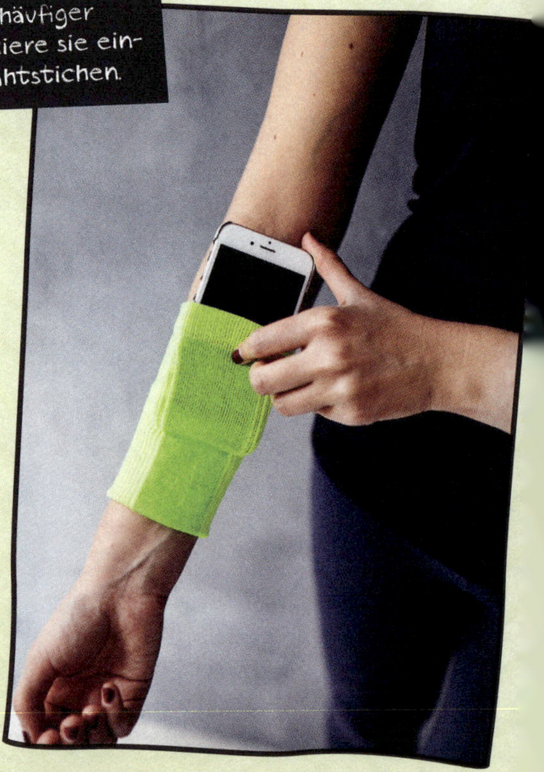

44 Fast wie ein Pyjama

Wenn du in deinen Laufsachen schlafen gehst, ist die Wahrscheinlichkeit geringer, dass du dir am Morgen Ausreden suchst, doch nicht laufen zu gehen. Wenn du die Sachen schon mal an hast, kannst du auch direkt starten!

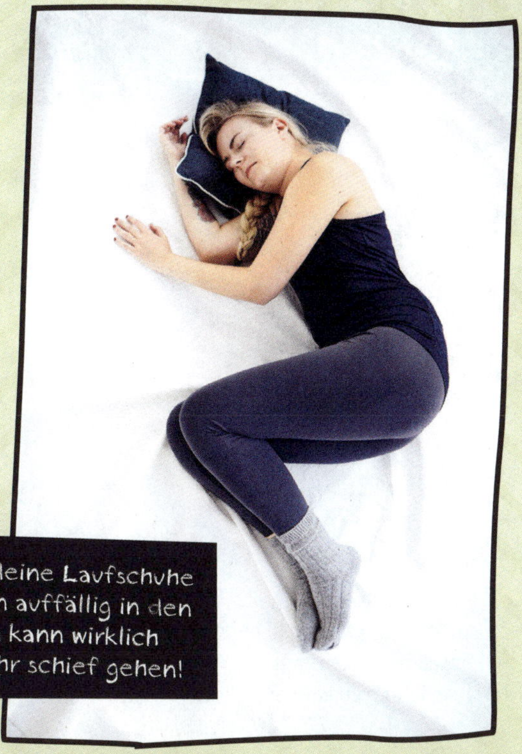

Stell dir deine Laufschuhe auch schon auffällig in den Weg, dann kann wirklich nichts mehr schief gehen!

Kleingeld einpacken

45

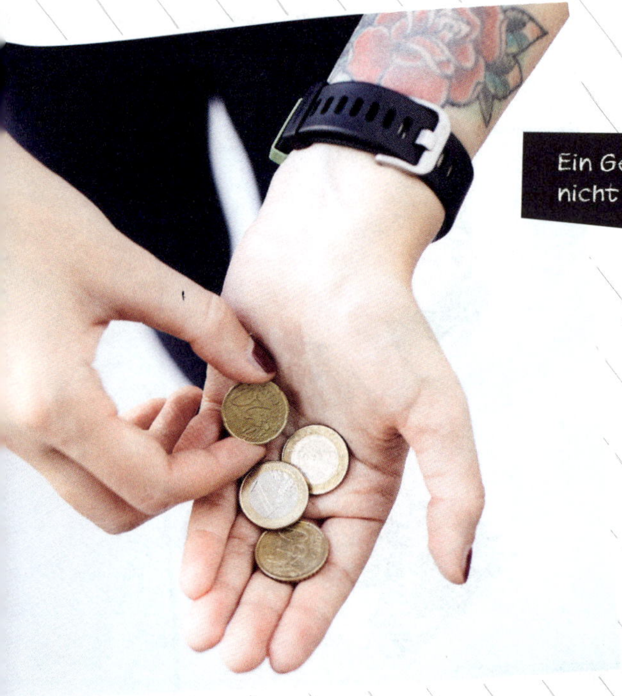

Ein Geldschein klimpert nicht beim Laufen!

Wenn du ein wenig Kleingeld beim Laufen dabei hast, kannst du dir bei Bedarf etwas zu trinken kaufen und du hast die Sicherheit, mit dem Bus nach Hause fahren zu können, falls du wirklich nicht mehr kannst.

46 Ideale Laufstrecken-planung

Plane deine Laufstrecke im Voraus! Versuche Ampeln zu meiden oder suche dir sogar Trinkbrunnen auf deiner Strecke. Gerade im Sommer oder bei längeren Läufen ist das super praktisch!

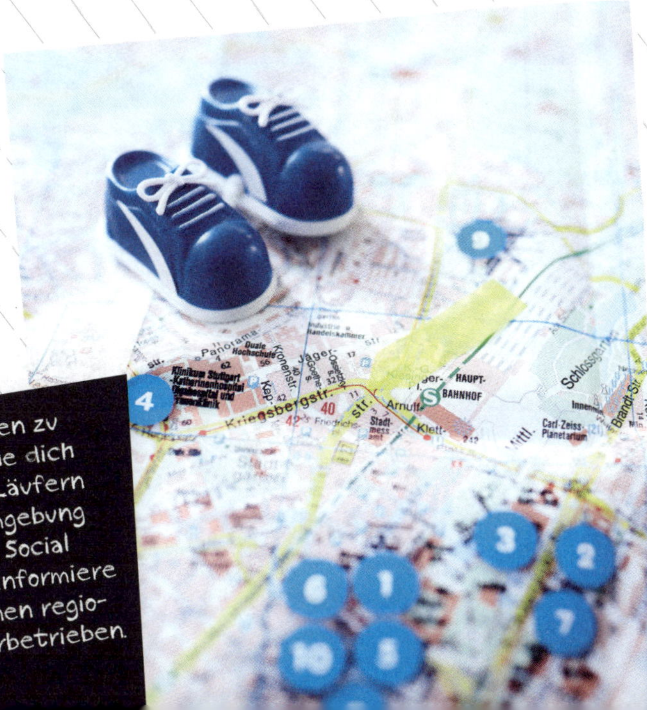

Um Trinkbrunnen zu finden, tausche dich mit anderen Läufern aus deiner Umgebung aus (z.B. über Social Media) oder informiere dich bei deinen regionalen Wasserbetrieben.

Frauen sollten unbedingt darauf achten, dass der Sport-BH richtig sitzt, um ein Aufscheuern zu verhindern.

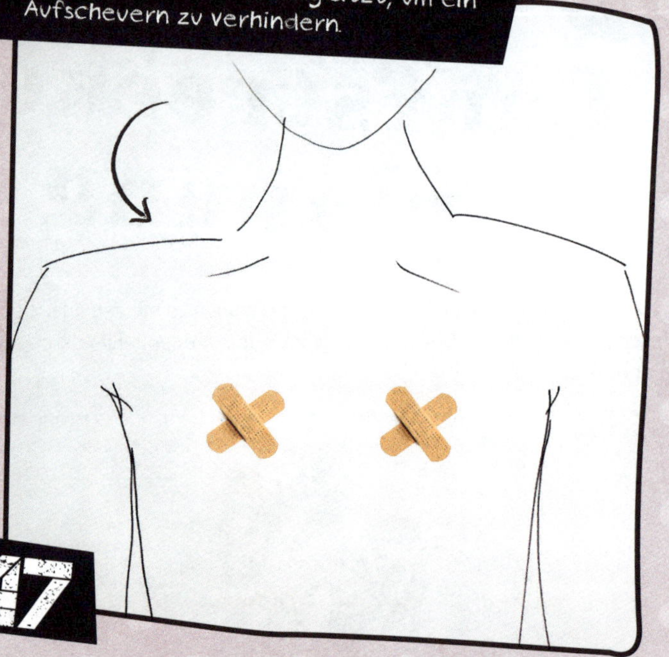

47

BRUSTWARZEN ABKLEBEN

Besonders die Brustwarzen von Männern sind sehr empfindlich, was die Reibung des Shirts beim Laufen angeht. Hier helfen Pflaster um sie abzukleben und unnötiges Scheuern zu vermeiden.

48 Bauchgürtel selbst gemacht

Aus einem ausrangierten Funktionsshirt kannst du dir ganz einfach einen Laufgürtel basteln. Schneide den oberen Bereich des Shirts ab, sodass du eine Art Schlauch erhältst. Krempel den Schlauch nun so um, dass ringsum eine Tasche entsteht und fixiere den Gürtel mit ein paar Fadenstichen.

Nähe noch einen Karabinerhaken in den Bauchgürtel ein, um deinen Schlüssel sicher zu befestigen.

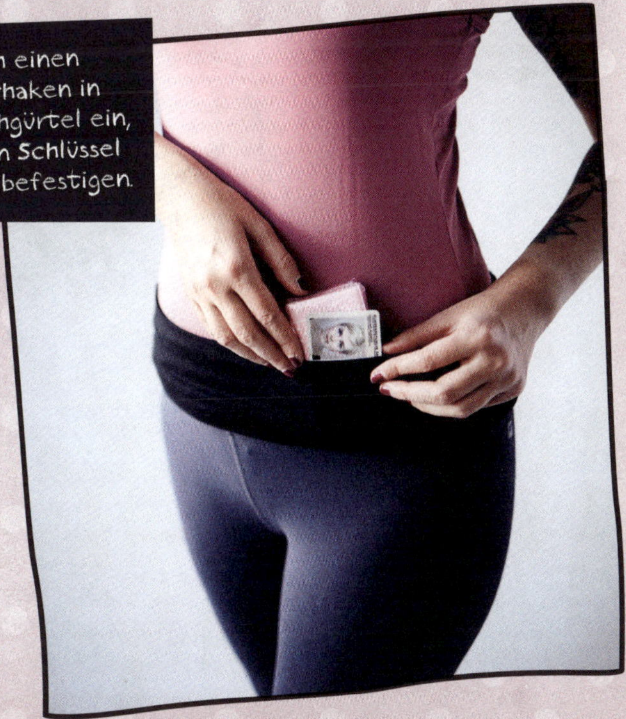

Lauf im Takt

Der richtige Takt deiner Playlist kann dir dabei helfen, dein Tempo zu halten. Die Schläge pro Minute (beats per minute = BPM) sollten auf deine Schrittfrequenz abgestimmt sein. Die meisten Läufer laufen etwa 160 Schritte pro Minute.

49

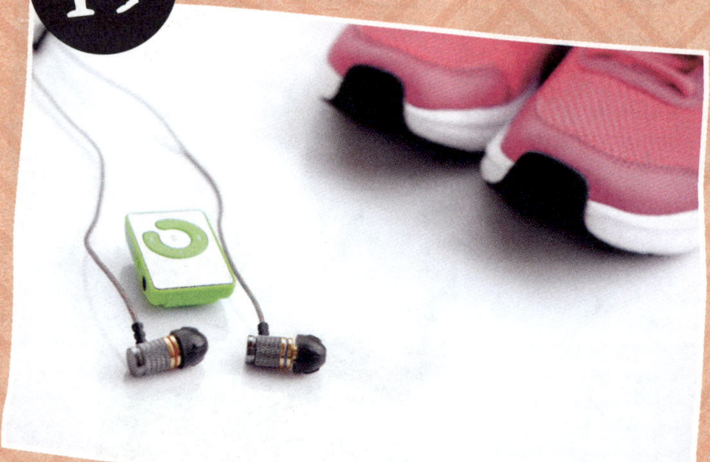

Im Netz gibt es Datenbanken, die Lieder mit der Frequenz von 160 BPM auflisten. Mit dabei sind zum Beispiel „Take On Me" von a-ha und „Mamma Mia" von ABBA.

FÜR MÜDE FÜẞE

50

Wenn du an einem Laufwettkampf teilnimmst, gibt es kaum etwas Angenehmeres, als die Laufschuhe nach dem Erreichen des Ziels auszuziehen. Viele Läufer tragen nach einem Wettkampflauf Sandalen, um ihren geschwollenen Füßen Entspannung zu gönnen. Also merke dir: Unbedingt Zehensandalen zum nächsten Laufwettkampf mitnehmen!

Die zweitbeste Sache nach einem Lauf sind Erfrischungs- oder Abschminktücher!

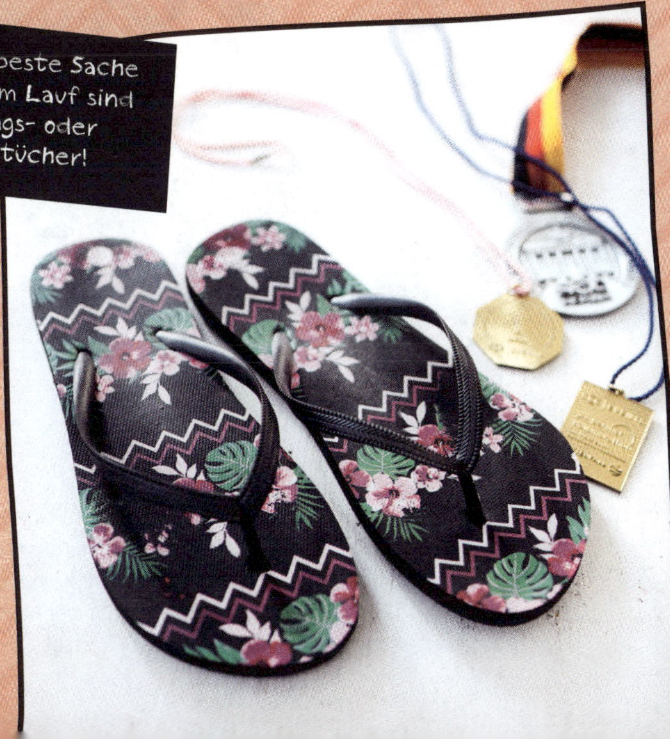

VORBEREITUNG FÜR DEN WETTKAMPF

51

Auf Seite 138 findest du eine Checkliste für den Wettkampftag!

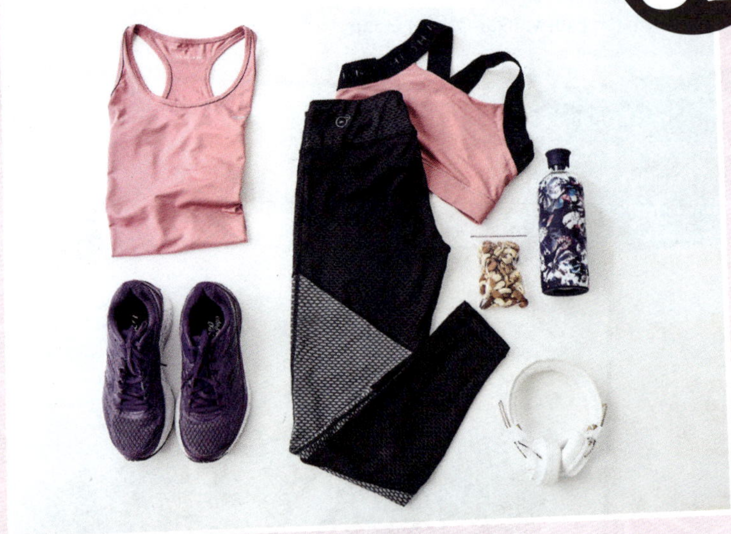

Packe alles, was du für einen Laufwettkampf benötigst, bereits am Vorabend. Achte darauf, dass du den Akku deines Smartphones und ggf. deiner Laufuhr auflädst und bereite deine Playlist vor, wenn du mit Musik laufen willst. Der Tag des eigentlichen Laufs wird immer hektischer als geplant, also erledige alles, was geht, bereits am Vortag!

52 COOLES SHIRT

Wenn es im Sommer mal so richtig heiß ist, kann dieser Hack dir helfen: Friere dein Shirt einfach ein, bevor du es zum Laufen anziehst! Das kühle Shirt gibt dir den ultimativen Frische-Kick für dein Lauftraining im Sommer.

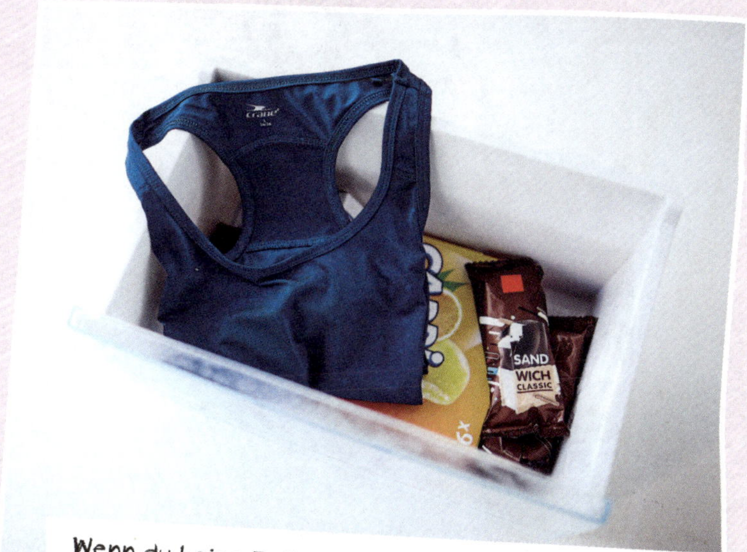

Wenn du keine Zeit mehr hast, dein Shirt einzufrieren, mache es einfach nass! Durch die Verdunstung des Wassers auf der Haut, wirst du auch gekühlt.

An der Hand

53

Wenn du deine Flasche nicht zum Lauf mitnehmen willst, schau dir unbedingt Hack 58 an.

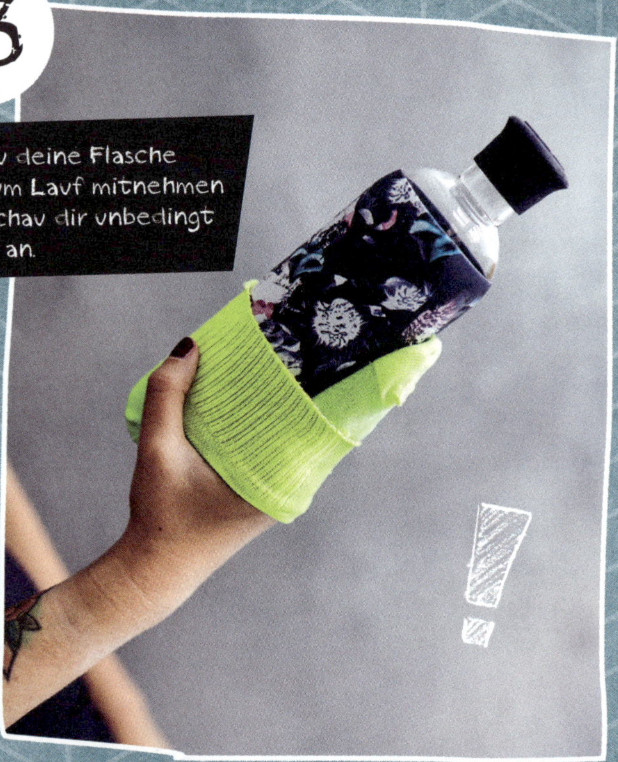

Um deine Trinkflasche beim Laufen mitzunehmen, kannst du dir ganz einfach eine Handschlaufe aus einer Sportsocke basteln. Ziehe die Socke über deine Hand und schlage den Saum in Richtung deiner Fingerspitzen um. Nun kannst du deine Trinkflasche in die „Tasche" zwischen deinen Fingern einspannen und hast einen super Halt.

54 SICHER TRANSPORTIERT

Weißt du im Fitnessstudio oder beim Laufen nicht wohin mit deinem Schlüssel? Schnüre ihn an deinem Schuh fest, wenn du diesen zubindest. Die gleiche Technik funktioniert übrigens auch für Ringe.

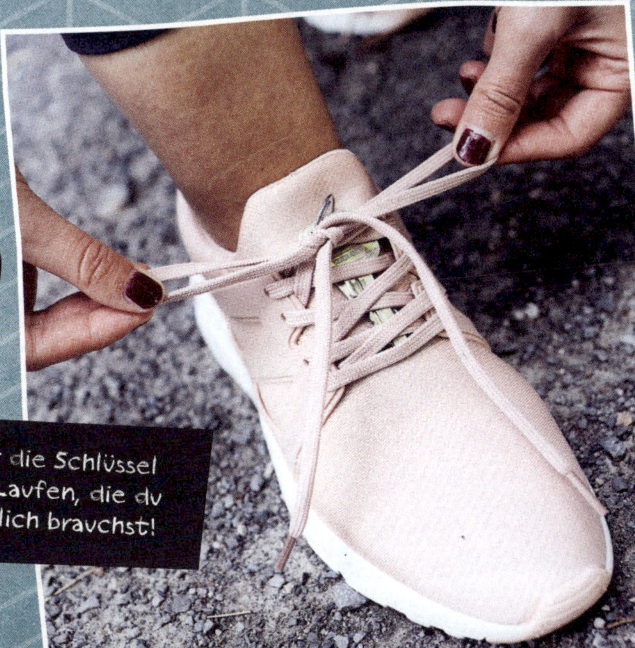

Nimm nur die Schlüssel mit zum Laufen, die du auch wirklich brauchst!

55

Clever trainieren

Lege während deines Laufs ein Workout ein! Es gibt so viele Möglichkeiten auf deiner Laufstrecke ganz einfach ein paar Kraftübungen einzubauen. Einige Ideen stelle ich dir hier vor:

a Liegestütze

1 Gehe in die klassische Liegestützposition und positioniere deine Arme etwas weiter als schulterbreit.

2 Bringe Beine, Oberkörper und Kopf in eine gerade Linie. Achte darauf, dass du deine Arme nie komplett durchstreckst. Senke deinen Körper unter Spannung kontrolliert bis kurz vor die Bank oder Mauer ab.

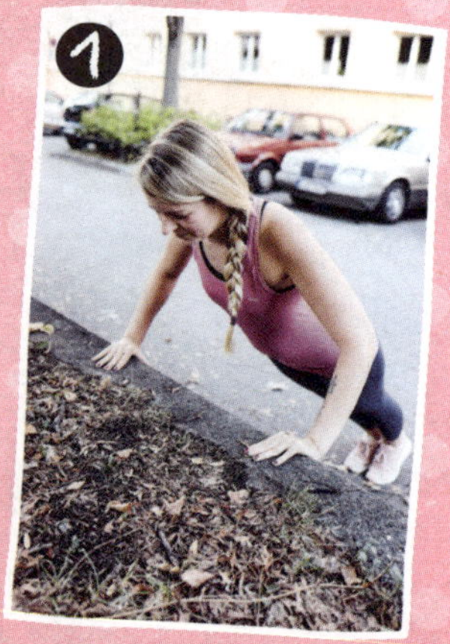

Dabei kannst du die Ellenbogen nach außen beugen. Halte die Position unten kurz und drücke dich dann wieder in die Ausgangsposition.

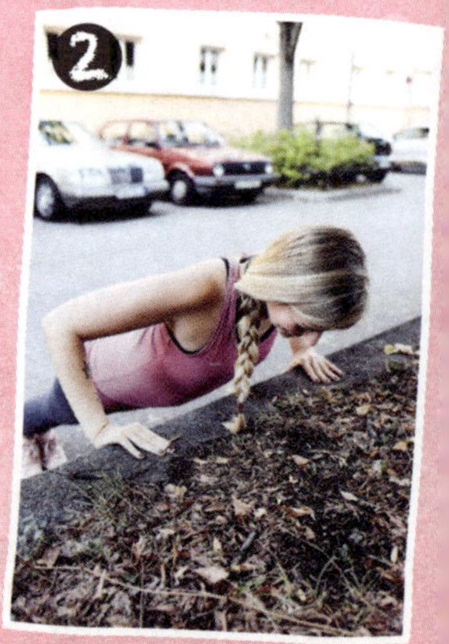

b Mountain Climbers

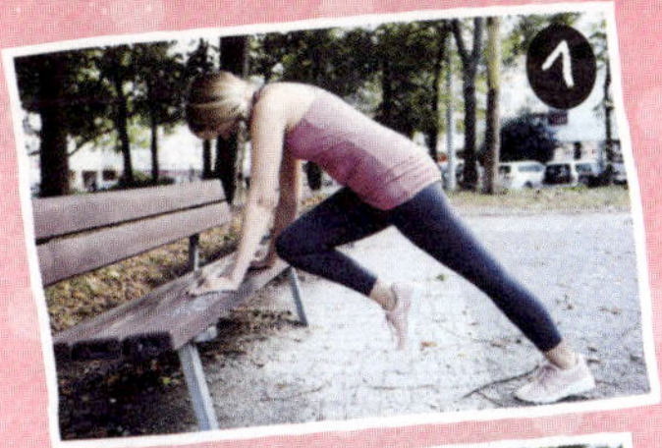

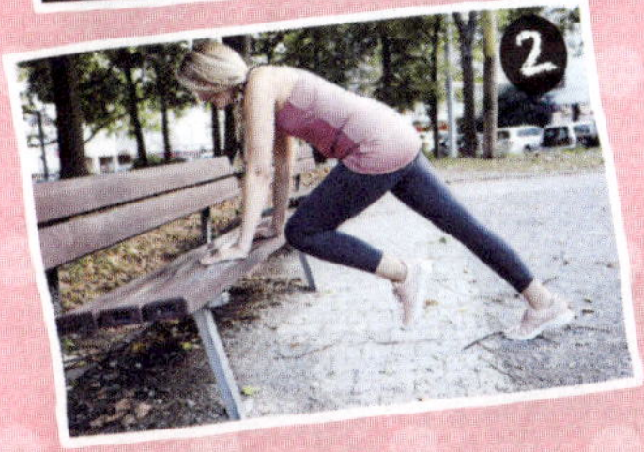

1 Für die Mountain Climbers gehe in die Liegestützposition. Hier kannst du eine Bank oder eine andere Erhöhung nutzen, um dich nicht auf dem Boden schmutzig zu machen. Stelle deine Hände unter den Schultern auf und spanne deinen Rumpf an. Achte darauf, dass dein Körper von Kopf bis Fuß eine Linie bildet.
2 Ziehe nun abwechselnd ein Knie zur Brust und bringe deinen Fuß anschließend wieder auf den Boden.

c Treppenworkout

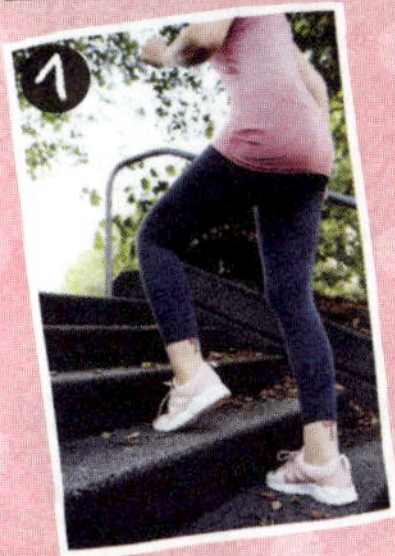

Ein Workout auf der Treppe ist super effektiv, da beim Treppenlaufen mehr Muskeln als beim Laufen auf gerader Strecke aktiviert werden. Nutze Treppen für dein Training: mache Wechselsprünge auf den Stufen(1) und versuche dich auch an Treppensprints! Sehr effektiv sind auch Wadenheber am Treppenabsatz(2).

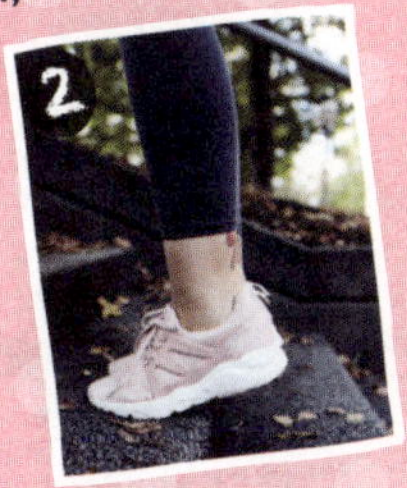

d Dehnübungen

Nach dem Training solltest du dich auch ausreichend dehnen. Zur Unterstützung kannst du draußen einen Fahrradständer verwenden. Lege dein Bein gestreckt auf der waagerechten Stange ab, fasse deine Fußspitzen und ziehe sie sanft zu dir. Die Übung wiederholst du auch auf der anderen Seite.

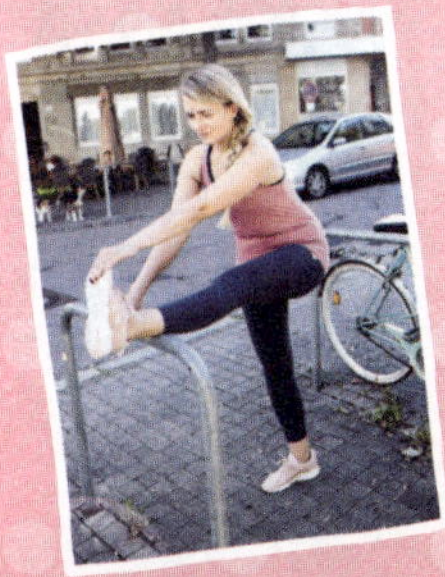

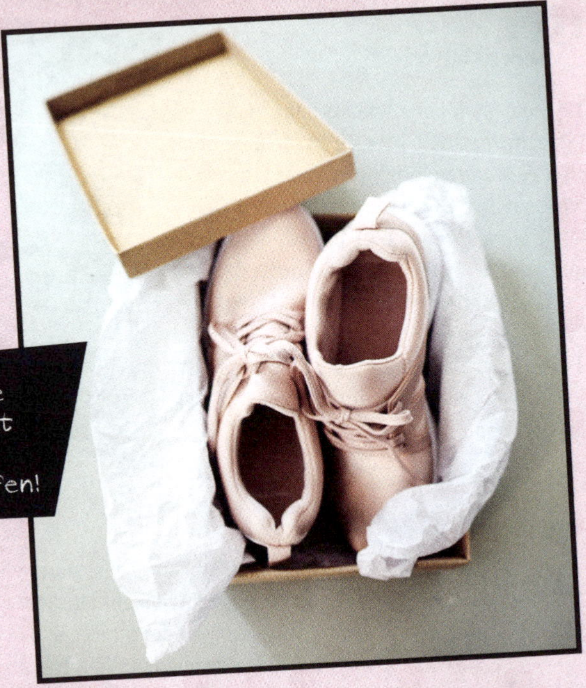

Neue Laufschuhe solltest du zuerst auf kürzeren Strecken einlaufen!

SHOPPEN AM ABEND

56

Neue Laufschuhe solltest du abends kaufen, da dein Fuß dann etwas größer ist als morgens. Beim Laufen schwillt der Fuß ein wenig an und braucht mehr Platz. Aus diesem Grund sollten Laufschuhe immer eine Nummer größer gekauft werden als normale Schuhe.

Nachtlauf

57

Ist es abends immer schon dunkel, wenn du laufen willst? Statt extra Laufkleidung mit Reflektoren zu kaufen, kannst du dein Laufoutfit auch einfach mit Reflektor-Bändern aufwerten. Diese sind günstig und können zu verschiedensten Zwecken eingesetzt werden.

Nasses Laub bringt auch neue Herausforderungen an deine Laufschuhe mit sich. Schau dir dafür unbedingt Hack 90 an!

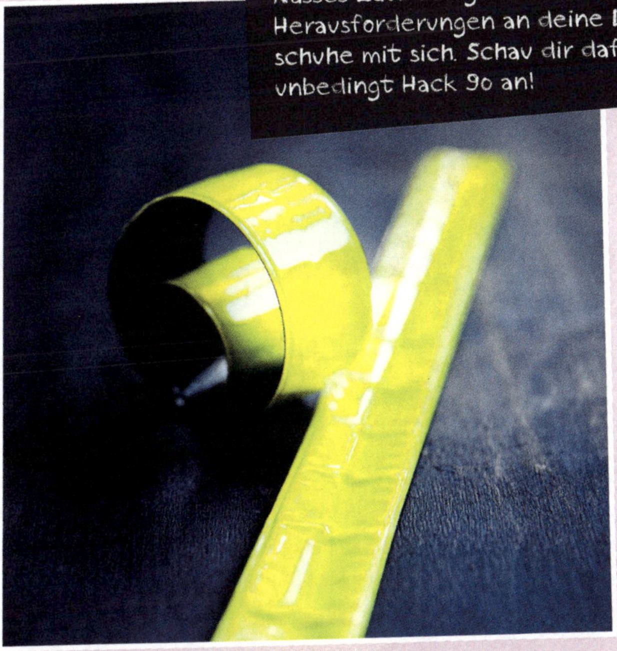

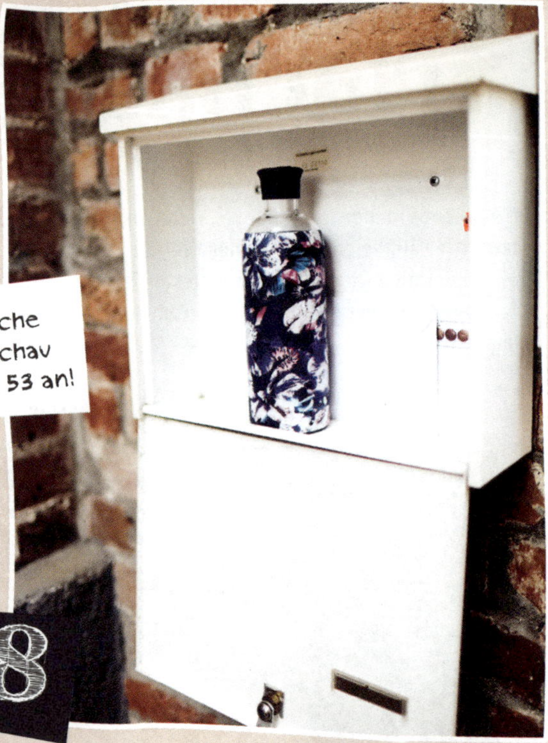

Wenn du deine Flasche mitnehmen willst, schau dir unbedingt Hack 53 an!

58

Getränkelager

Gerade bei Läufen im Sommer oder bei längeren Läufen ist es wichtig, auch mal zwischendurch etwas zu trinken. Wenn du keine Trinkbrunnen auf deiner Laufstrecke hast, lagere deine Trinkflasche ganz einfach in deinem Auto oder deinem Briefkasten und plane deine Strecke so, dass du immer wieder an deiner Flasche vorbei kommst!

Schön sauber bleiben!

Mittlerweile gibt es verschiedenste Laufveranstaltungen, bei denen der Spaß im Vordergrund steht. Es geht durch Schlamm und Farbpulver oder im Prinzessinnenkleid im Themenpark vorbei an Achterbahnen und Co. Mit Kinesio-Tape kannst du deine Schuhe zum einen schützen, aber auch passend für dein Kostüm dekorieren!

59

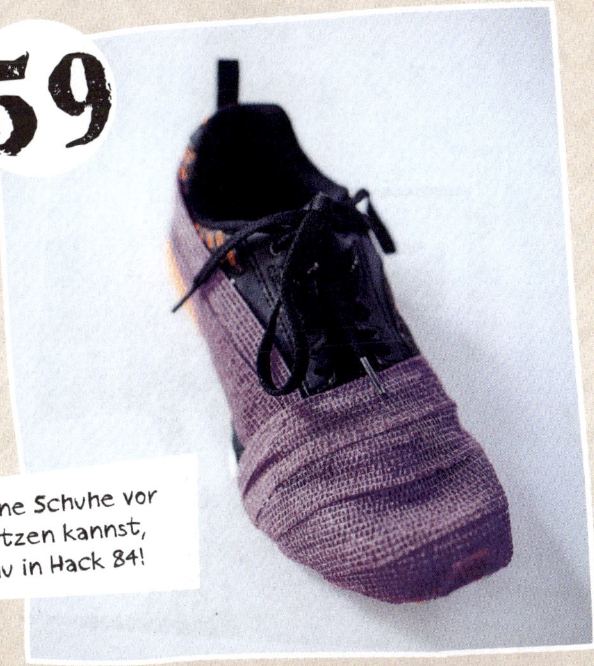

Wie du deine Schuhe vor Nässe schützen kannst, erfährst du in Hack 84!

60

Dein Power-Song

Speichere ein Lied in deiner Playlist, das dich so richtig motiviert. Immer, wenn du merkst, dass du ein Tief hast, spiele es ab und lass dich von deinem persönlichen Power-Song pushen.

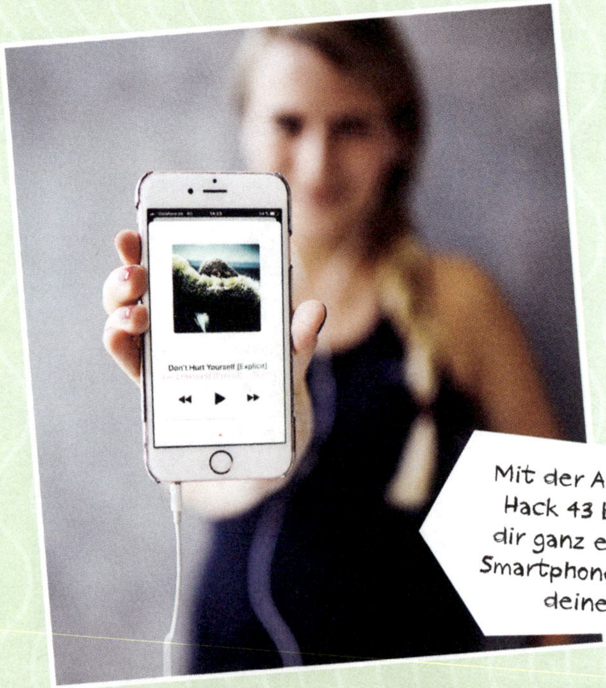

Mit der Anleitung aus Hack 43 bastelst du dir ganz einfach eine Smartphone-Tasche für deinen Arm.

61 Zielzeiten notieren

Um deine Zielzeit für längere Läufe und Wettkämpfe im Blick zu haben, schreibe deine Zwischenzeiten auf den Arm. So kannst du z. B. deine Wunschzeit für alle 5 Kilometer festhalten und prüfen, ob du dein Lauf-Tempo anpassen musst.

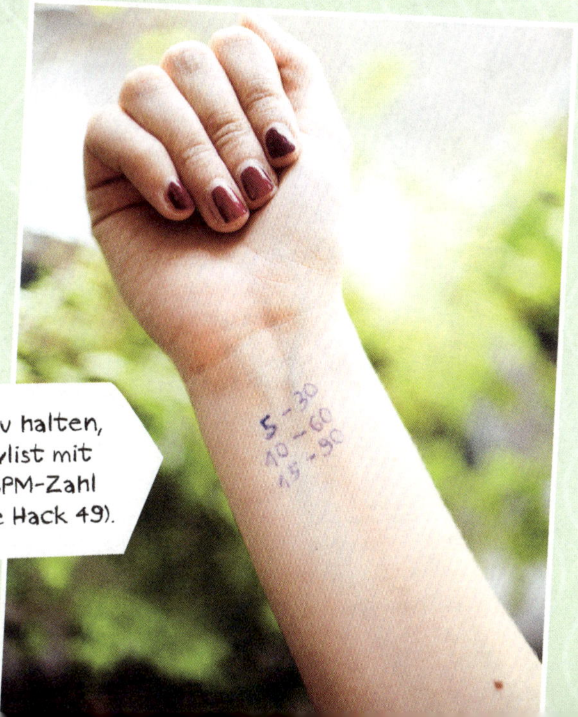

Um dein Tempo zu halten, stelle deine Playlist mit der passenden BPM-Zahl zusammen (siehe Hack 49).

62

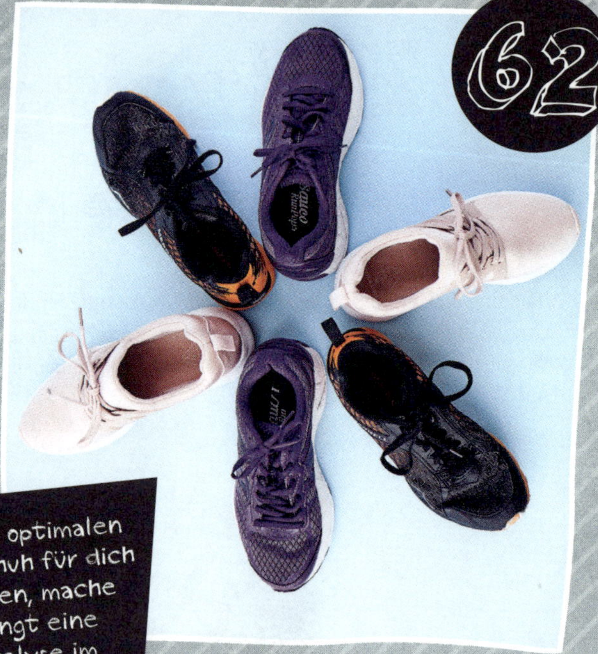

Um den optimalen Laufschuh für dich zu finden, mache unbedingt eine Laufanalyse im Fachgeschäft!

Die Abwechslung macht's!

Wenn du mehr als dreimal in der Woche läufst, solltest du dir Wechselschuhe zulegen. So kann sich das Dämpfungsmaterial regenerieren und die Lebensdauer deines Schuhs wird erhöht. Durch zwei unterschiedliche Schuhe hast du zudem verschiedene Belastungsszenarien, sodass du deinen Körper nicht einseitig belastest.

Notfallkontakt

Notiere dir deinen Notfallkontakt für den Fall der Fälle und trage ihn zur Sicherheit in deinem Laufgürtel oder deiner Tasche bei dir.

63

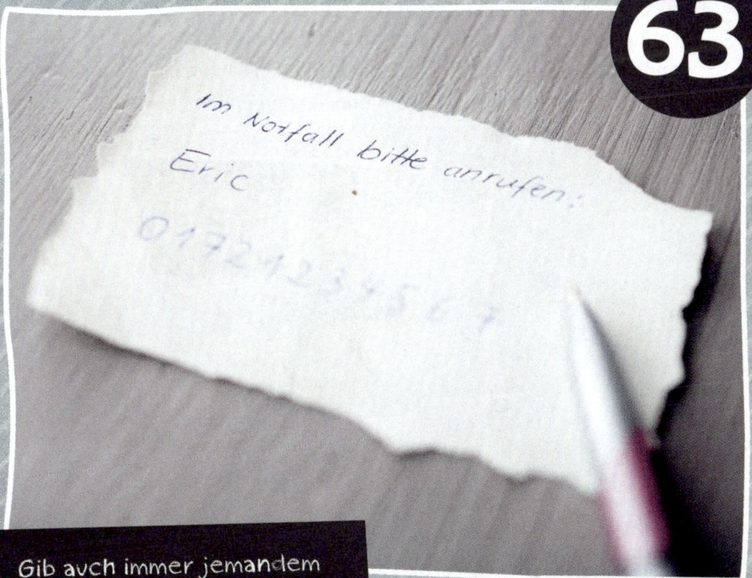

Gib auch immer jemandem Bescheid, vor allem, wenn du alleine laufen bist.

GUMMIBAND STATT SCHNÜRSENKEL

64

Schuhe schnüren nervt dich schon immer? Probiere es mal mit Gummibändern! Tausche dafür einfach den Schnürsenkel durch ein Gummiband aus und bringe es leicht auf Spannung. An den Enden festknoten, fertig!

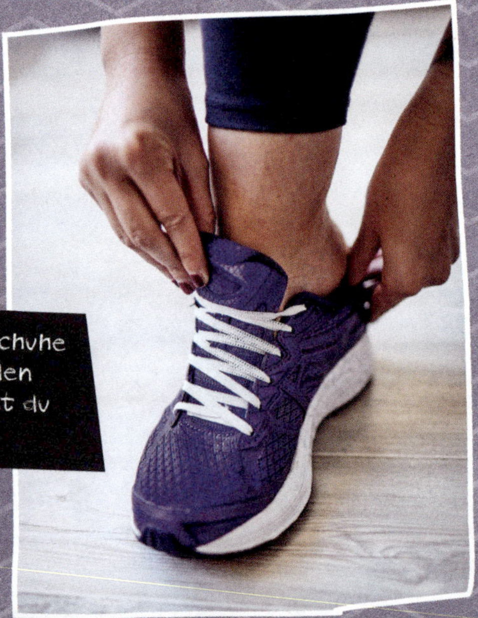

Wie du deine Schuhe sonst noch binden kannst, erfährst du in Hack 42.

65

Geheimversteck

In vielen Sport-BHs gibt es Einlagen, die in einer Art „Tasche" stecken. Diese Tasche kannst du auch nutzen, um zum Beispiel deinen Schlüssel oder etwas Kleingeld zu verstauen!

Eine weitere Möglichkeit deinen Schlüssel beim Laufen sicher zu verstauen findest du in Hack 54.

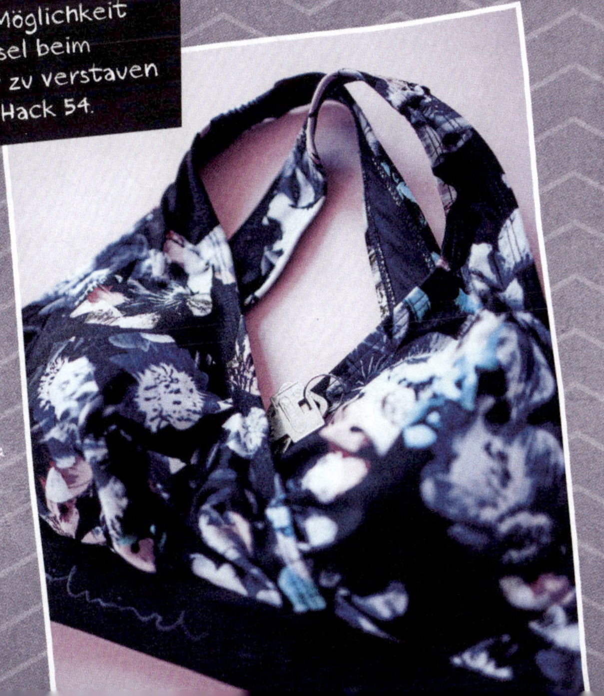

SPIELERISCHER LAUF

66

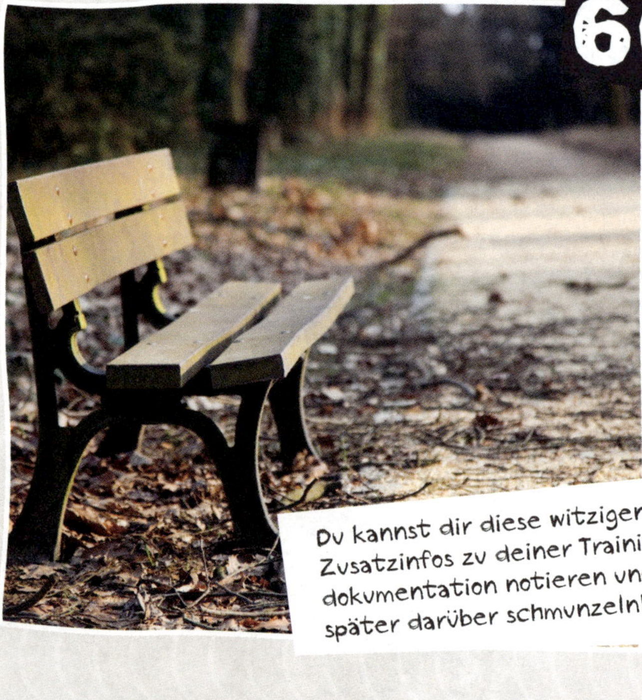

Du kannst dir diese witzigen Zusatzinfos zu deiner Trainings-dokumentation notieren und später darüber schmunzeln!

Zähle beim Laufen einfach mal, wie viele Kreuzungen du überquerst oder wie viele Parkbänke oder Tiere du auf deinem Weg siehst. Es kann motivierend sein, das Laufen einfach mal anders anzugehen.

Geocaching

Geocaching ist so etwas wie eine Schatzsuche oder auch Schnitzeljagd mit dem Ziel, Verstecke, die sogenannten „Caches“ (kleine Dosen mit einem Logbuch), durch ihre GPS-Koordinaten zu finden. Alles was du dafür brauchst, ist ein GPS-fähiges Smartphone. Suche dir Verstecke in deiner Nähe und lauf los, um sie zu entdecken!

67

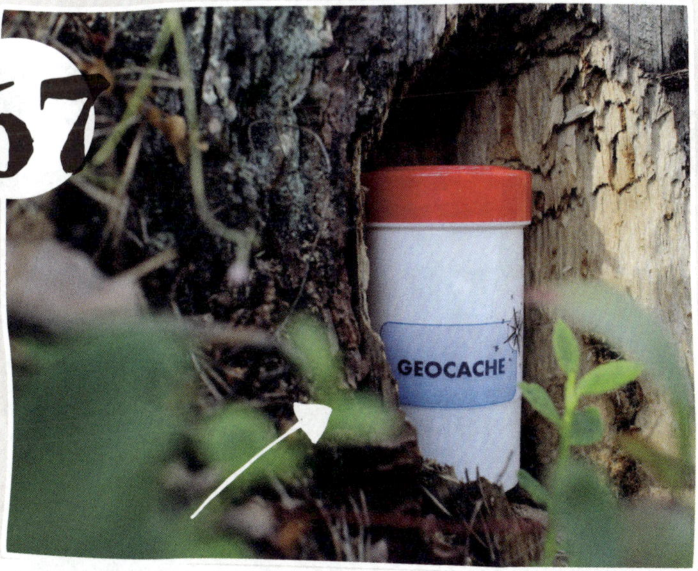

Geocaching macht besonders in der Gruppe Spaß! Vergiss nicht, einen Stift mitzunehmen, um dich im Logbuch des Verstecks einzutragen.

Geplantes Verlaufen

68

Bei so vielen Möglichkeiten zur Planung hilft manchmal nur eins: keinen Plan haben. Laufe einfach mal los und entscheide jedes Mal spontan, wo du abbiegst. Erkunde neue Gegenden und genieße es einfach zu laufen!

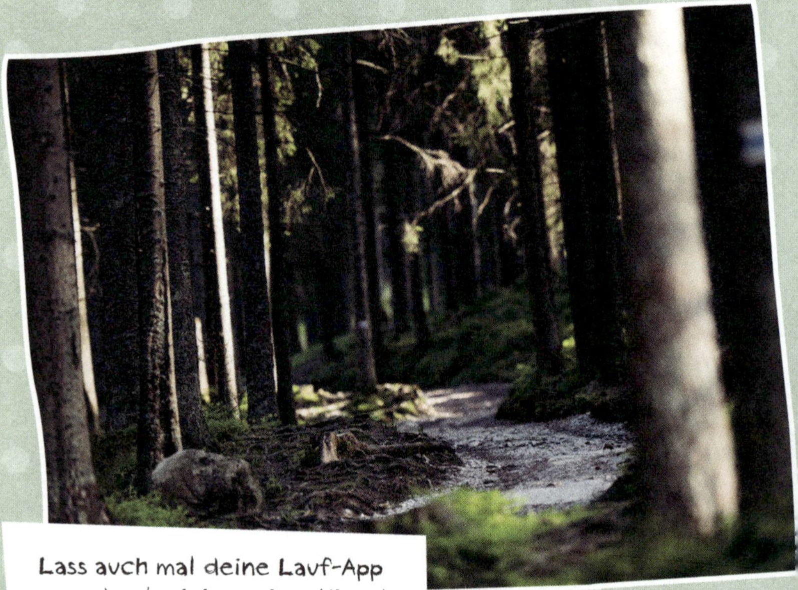

Lass auch mal deine Lauf-App aus oder trainiere ohne Uhr, das sorgt für Ruhe und Entspannung!

Erstes Kennenlernen

69

Beschäftige dich vor einem Laufwettkampf mit der Strecke. Wo gibt es Steigungen und wie viele sind es? An welchen Verpflegungsstationen gibt es neben Wasser eventuell auch andere Getränke oder Snacks wie Bananen oder Äpfel? Gerade bei langen Läufen wie einem Marathon hilft es, sich im Vorfeld damit zu beschäftigen, welche Herausforderungen die Strecke mit sich bringt, um deine Kraft sinnvoll einzuteilen und zu wissen, wo du dich stärken kannst!

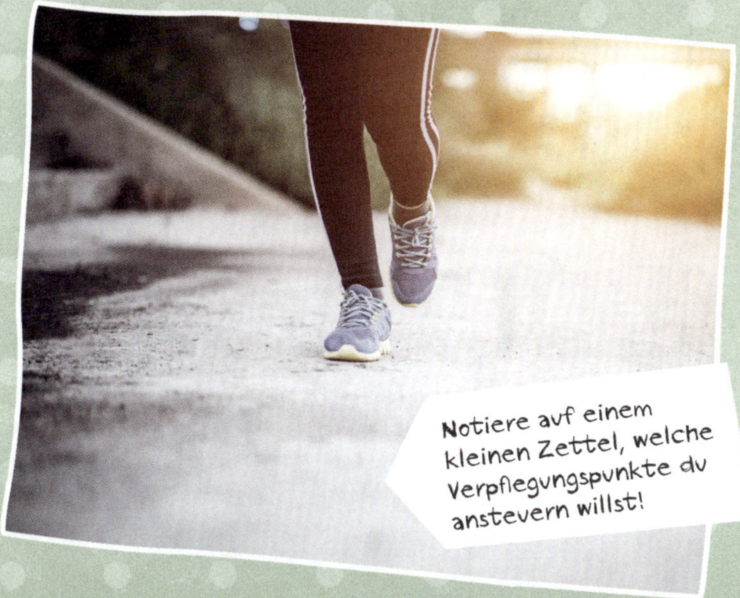

Notiere auf einem kleinen Zettel, welche Verpflegungspunkte du ansteuern willst!

70

Fernes Ziel

Wenn du beim Laufen ein Ziel in der Ferne, wie zum Beispiel einen Baum, anvisierst und es erreichst, kommt dir dein Lauf kurzweiliger vor. Laufe von Ziel zu Ziel und freue dich über deine kleinen Meilensteine.

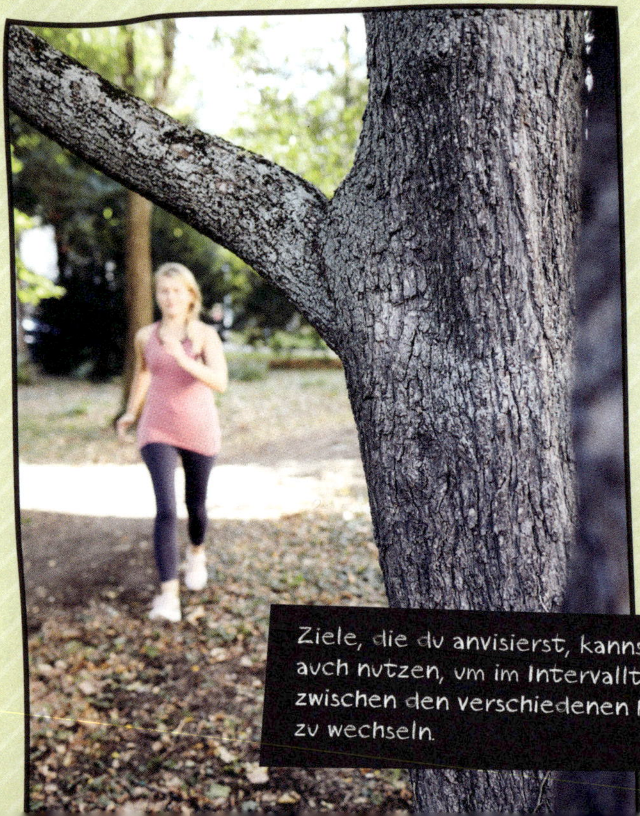

Ziele, die du anvisierst, kannst du auch nutzen, um im Intervalltraining zwischen den verschiedenen Phasen zu wechseln.

IN TROCKENEN SEITEN

71

Um nasse Laufschuhe zu trocknen, stopfe einfach Zeitungspapier in sie hinein und lagere sie an einem warmen Ort. Nach ein paar Stunden kannst du das Zeitungspapier noch einmal auswechseln.

Um deine Schuhe vor Nässe zu schützen, schau dir unbedingt auch Hack Nummer 84 an!

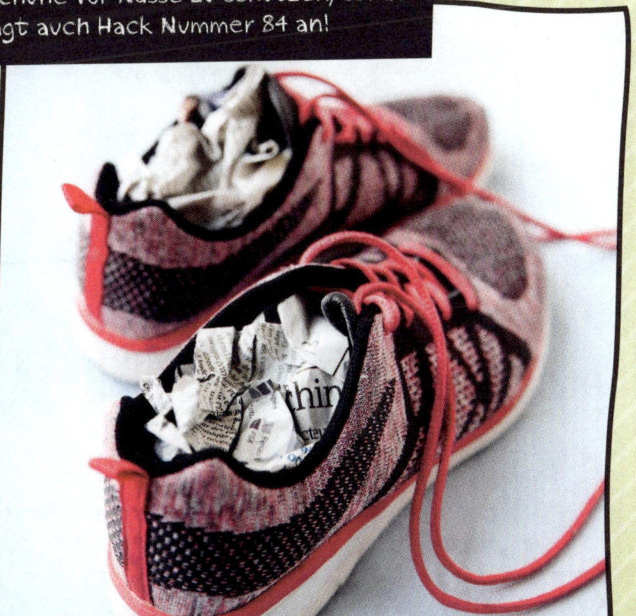

Der Hack eignet sich auch super, um dein Handy am Strand vor Spritzwasser und Sand zu schützen.

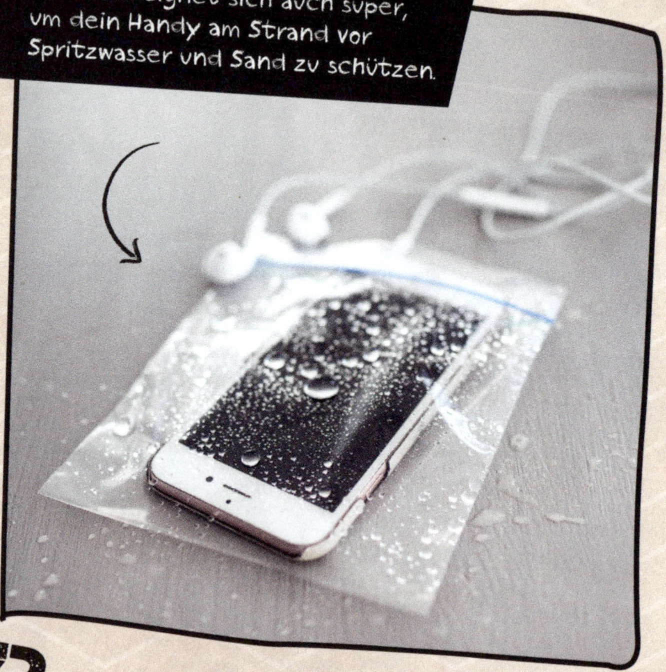

72 REGENSCHUTZ

Um dein Smartphone bei Läufen im Regen vor der Nässe zu schützen, kannst du es einfach in einen Zip-Beutel packen. So bleibt es trocken und du kannst es trotzdem bedienen, um zum Beispiel deinen Lauf mit einer App zu verfolgen.

Mit der Zeit wird das Lauftraining leichter! Schon Wilhelm Busch sagte: „Ausdauer wird früher oder später belohnt … meistens später." Besonders schwierig ist es überhaupt mit dem Laufen zu beginnen. Die ersten Läufe sind die schwierigsten. Mit der Zeit, wenn du über drei, vier Wochen am Stück dranbleibst, wird es dir nach und nach leichter fallen, dich zum Laufen zu motivieren. Also halte durch und siege über deinen inneren Schweinehund!

Spaß & Motivation

73 Medaillenboard

Medaillen sind zu schön und zu besonders, um in der Schublade zu verstauben! Sei kreativ und bastle dir einen Platz zum Ausstellen deiner Trophäen, um dich immer wieder an die besonderen Momente zu erinnern. Eine kleine Tafel, auf der du deine Bestzeiten notierst, kannst du auf dem Board auch gut unterbringen.

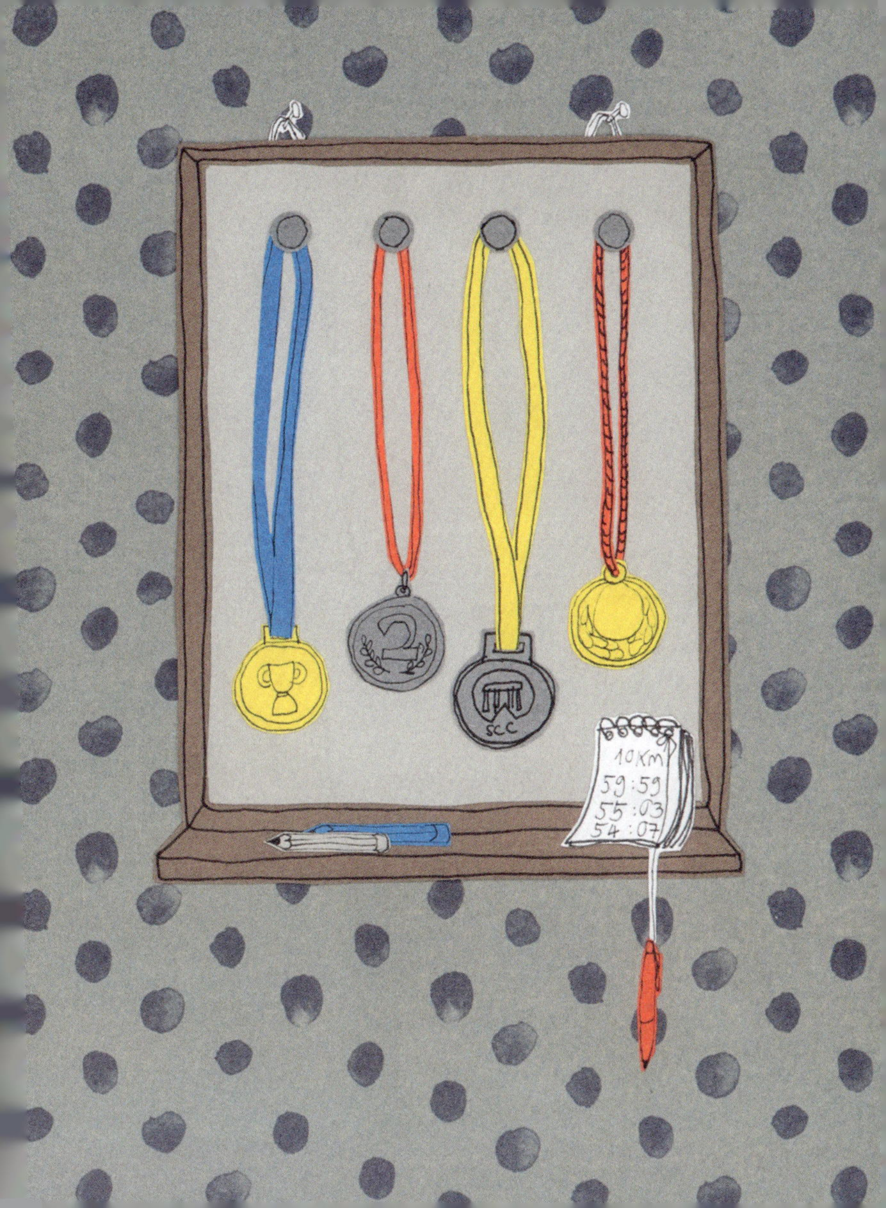
2
SCC
10 KM
59:59
55:03
54:07

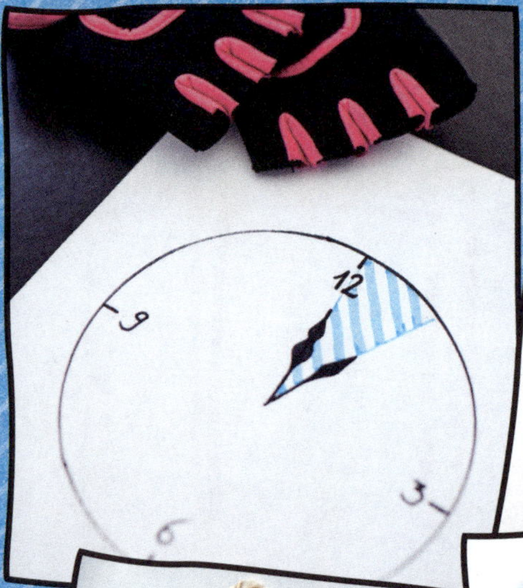
12
9
3
6

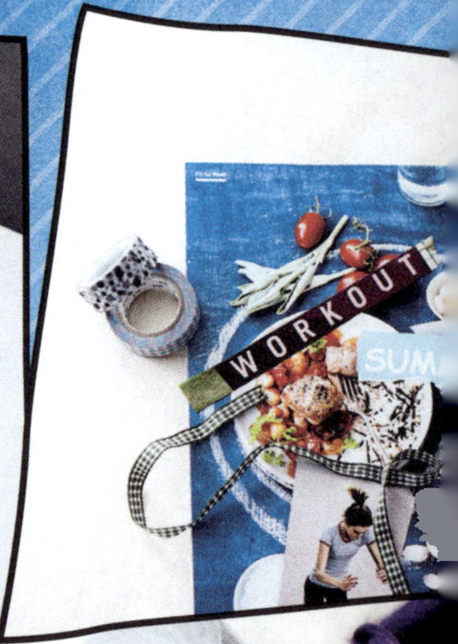
WORKOUT
SUM

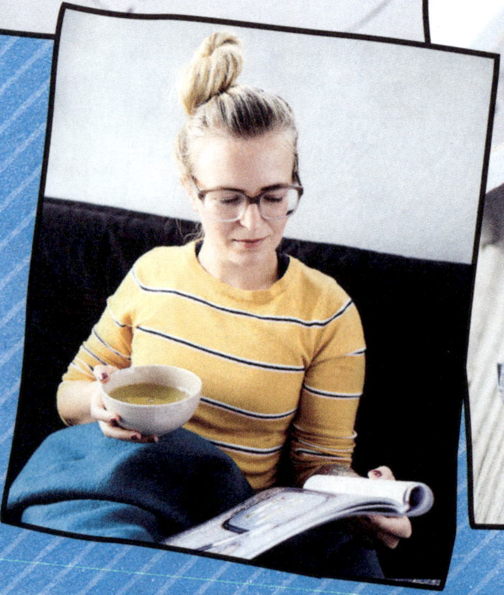

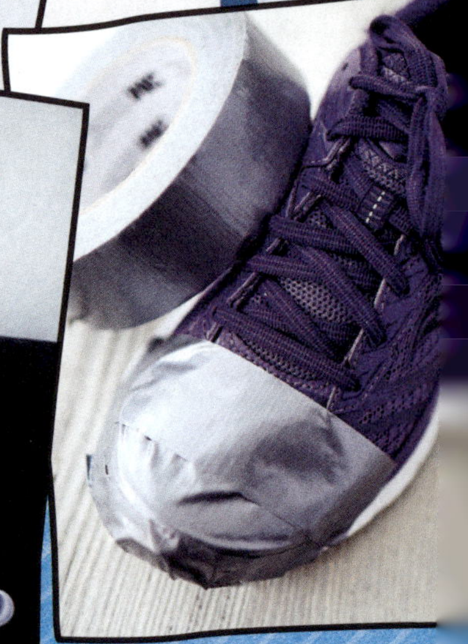

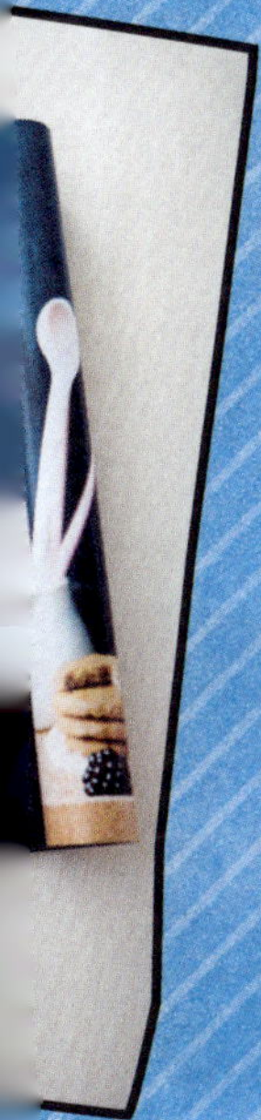

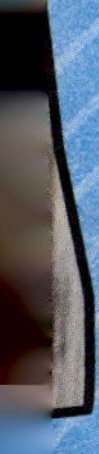

Dein innerer Schweinehund meldet sich regelmäßig zu Wort? Es wird Zeit ihn zu bezwingen! Auf den folgenden Seiten findest du Hacks. die die Motivation so richtig aus dir herauskitzeln und die deinem Leben als Sportler noch mehr Spaß verleihen.

Für das Training am Morgen, solltest du unbedingt auch Hack 44 ausprobieren!

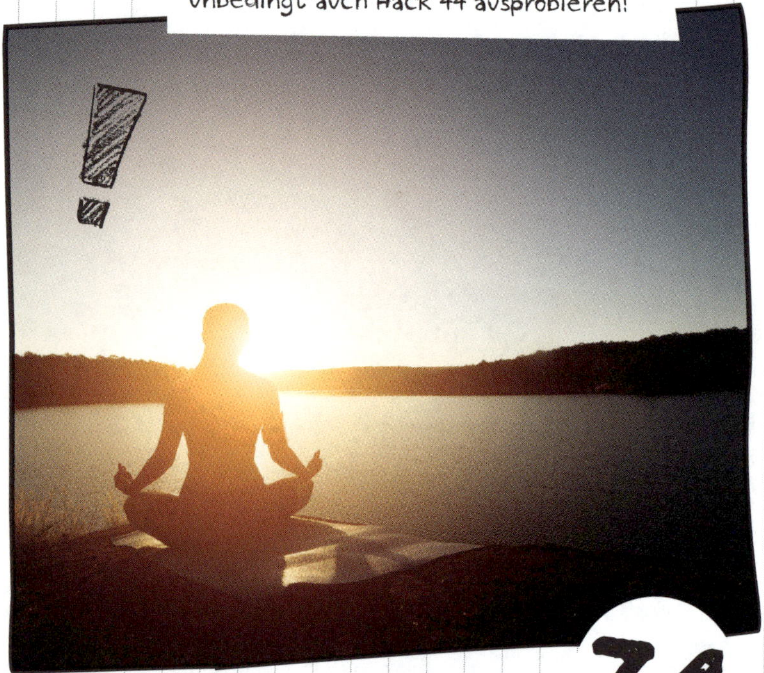

74 FINDE DEINE LIEBLINGSUHRZEIT

Jeder Mensch hat seinen eigenen Biorhythmus. Finde die perfekte Uhrzeit für dein Training und probiere dich ein wenig aus. Fällt es dir leichter am Morgen vor der Arbeit oder Uni bzw. Schule zu trainieren? Oder liebst du es, spät abends das Gym für dich allein zu haben?

75

Inspirationsboard

Stelle ein Inspirationsboard mit allem, was dich motiviert, zusammen: Zitate, Vorbilder, Rezepte. Hänge dein Motivationsboard an einem präsenten Platz auf und entwickle es, wenn du willst, immer weiter.

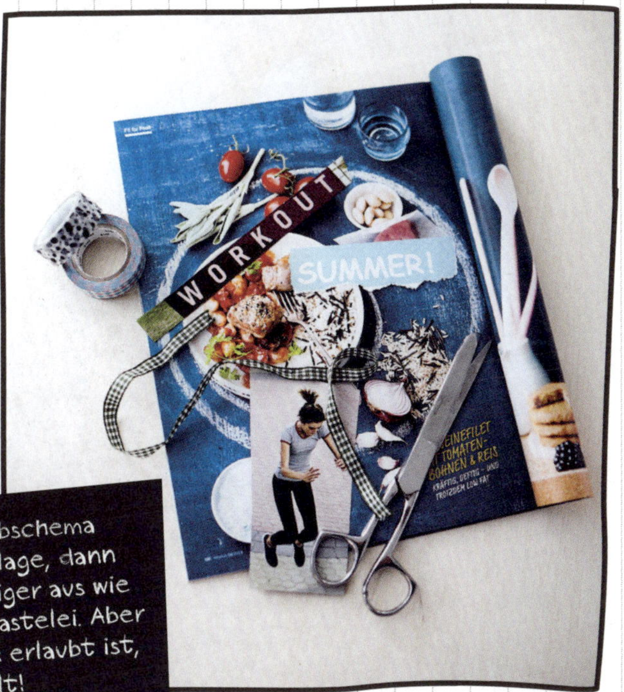

Suche ein Farbschema für deine Collage, dann sieht sie weniger aus wie eine Kinderbastelei. Aber vergiss nicht: erlaubt ist, was dir gefällt!

76

Öffentlich planen

Erzähle deiner Familie und deinen Freunden von deinem sportlichen Ziel oder teile deine Ideen im Social Media. Wenn du dein Ziel ausgesprochen hast, wird es für dich verbindlicher.

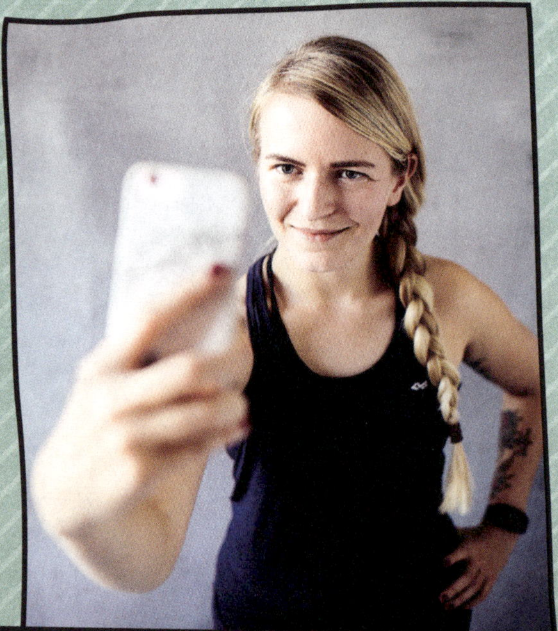

Je mehr Leuten du von deinem Ziel erzählst, desto wahrscheinlicher wirst du wirklich dafür trainieren und es durchziehen, da du eher darauf angesprochen wirst.

MACH MIT!

77

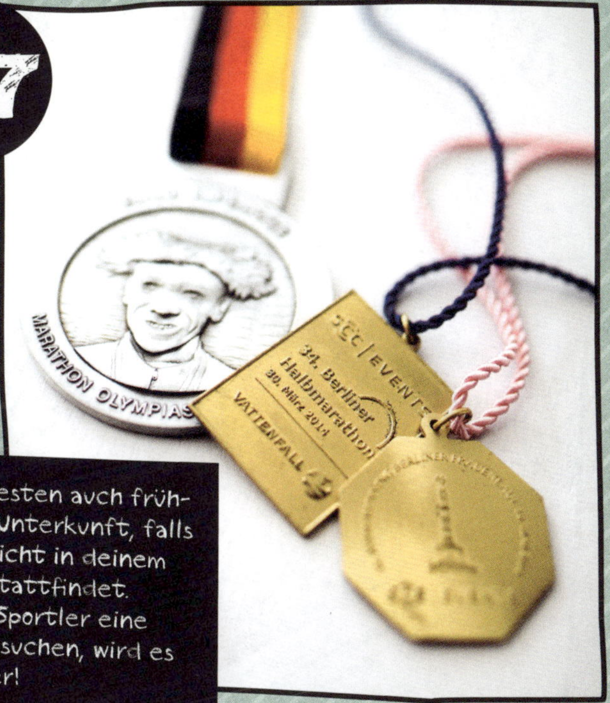

Buche am besten auch frühzeitig eine Unterkunft, falls das Event nicht in deinem Heimatort stattfindet. Wenn viele Sportler eine Unterkunft suchen, wird es schnell teuer!

Eine Möglichkeit, wirklich dranzubleiben und regelmäßig Sport zu machen, ist die Anmeldung zu einem Sport-Event. Wenn du dich zum Beispiel für einen Lauf anmeldest, wirst du dir auch Gedanken darüber machen müssen, wie du den Wettkampf schaffen kannst. Die Antwort lautet: regelmäßiges Training! Und wenn du erst einmal für die Teilnahme bezahlt hast, ziehst du das Training auch eher durch.

SERIEN-MARATHON 78

Du willst unbedingt wissen, wie deine aktuelle Lieblingsserie weitergeht? Finde das doch einfach bei deinem nächsten Cardiotraining im Fitnessstudio heraus!

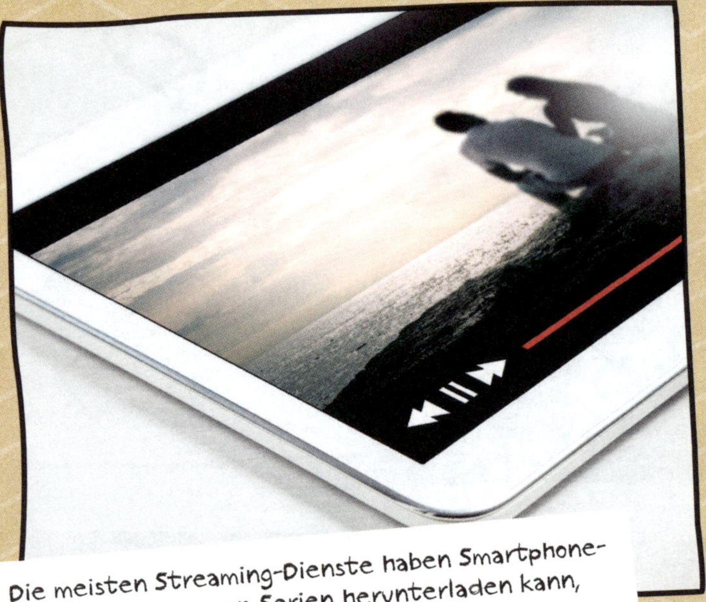

Die meisten Streaming-Dienste haben Smartphone-Apps, mit denen man Serien herunterladen kann, sodass man diese ohne mobiles Internet schauen kann. Super praktisch, oder?

Schreibe dein ausformuliertes Ziel einmal auf Papier auf und verinnerliche es!

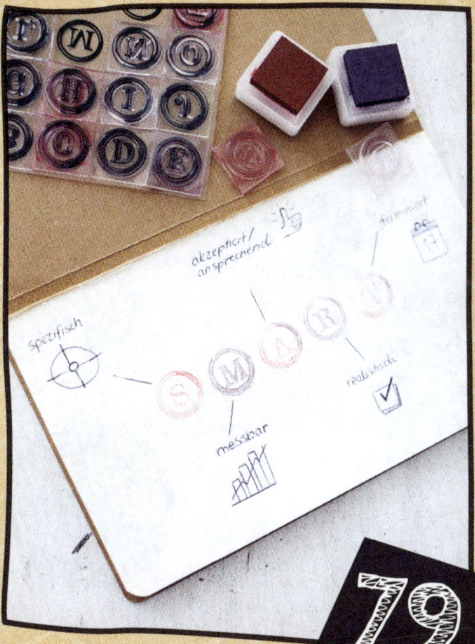

79

Nutze das Prinzip der smarten Ziele, um deine Pläne so zu formulieren, dass es dir leicht fällt, sie wirklich zu erreichen. SMARTe Ziele sind:

- Spezifisch – d. h. sie müssen präzise definiert sein,
- Messbar – sie müssen skalierbar gemacht werden,
- Ansprechend – sie müssen erstrebenswert sein,
- Realistisch – Ziele müssen möglich und realisierbar sein,
- Terminiert – ein fester Termin mit Datum macht das smarte Ziel komplett.

SMARTE ZIELDEFINITION

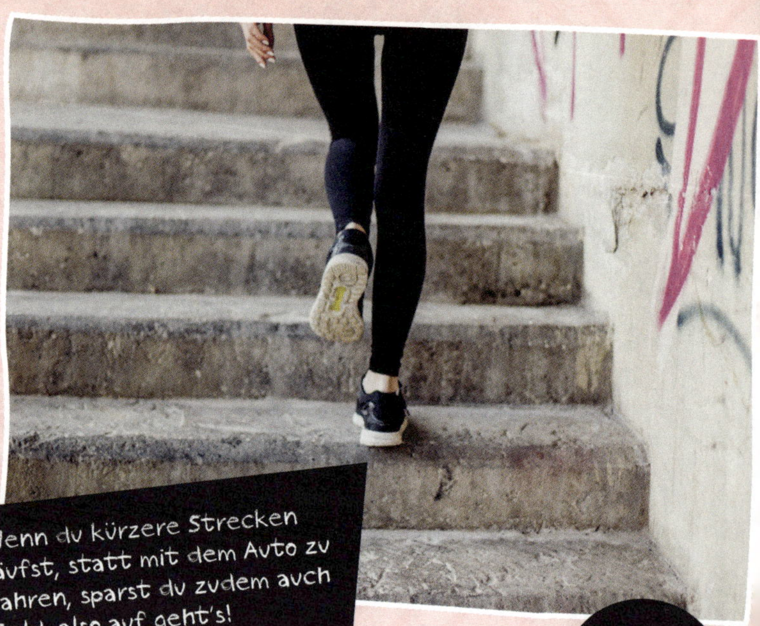

Wenn du kürzere Strecken läufst, statt mit dem Auto zu fahren, sparst du zudem auch Geld, also auf geht's!

80

Jeder Schritt zählt

Versuche deinen Alltag so aktiv wie möglich zu gestalten und steige immer eine Treppe mehr als dein Schweinehund dir erlaubt. Nimm das Fahrrad statt mit der Bahn oder dem Auto zu fahren und putze deine Wohnung mal so richtig gründlich. Auch das ist Bewegung!

Inspirationen folgen 81

Nutze Social Media positiv für dich! Umgebe dich mit inspirierenden Inhalten, die dir gut tun, folge Accounts und Seiten, die dich wirklich motivieren und sortiere regelmäßig Profile aus, die dir eventuell nicht mehr gefallen.

Um die Inhalte deiner Lieblings-Accounts auch wirklich nicht zu verpassen, kannst du für diese die Benachrichtigungen aktivieren.

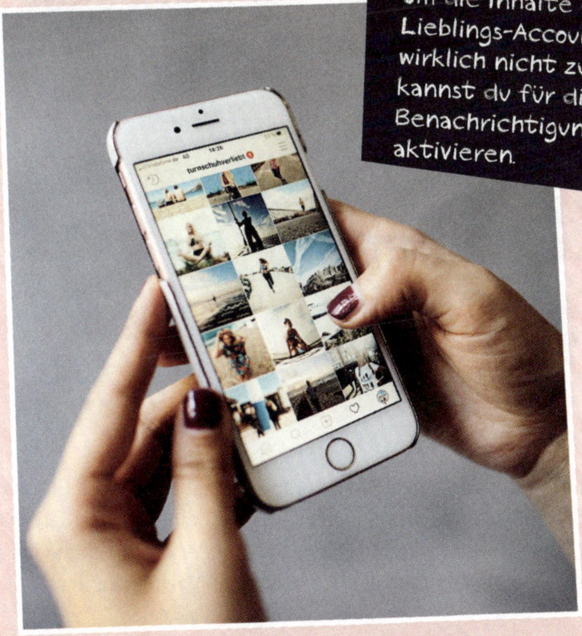

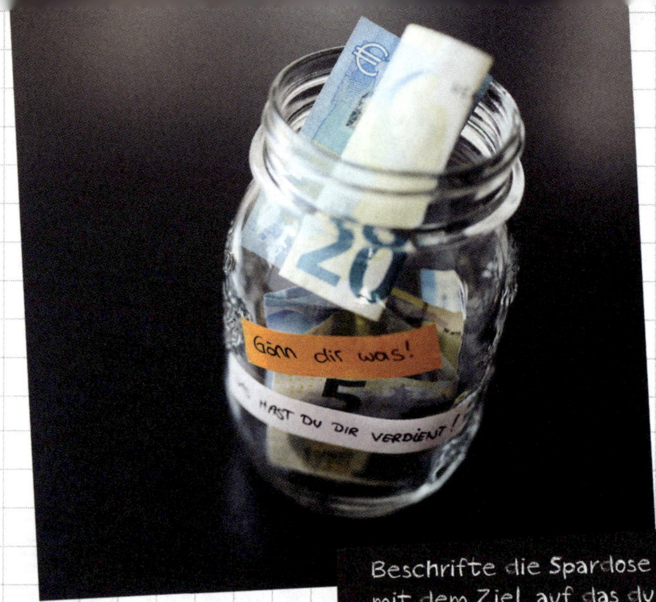

Beschrifte die Spardose mit dem Ziel, auf das du sparst!

BELOHNUNGS-SYSTEM

82

Motiviere dich zum Training mit einem Belohnungsglas! Befülle das Glas nach jedem Training mit Geld und „bezahle" dich selbst für dein Workout. Ganz nach dem Motto „Kleinvieh macht auch Mist" wird sich mit der Zeit einiges in deiner Spardose ansammeln und du kannst dich mal so richtig belohnen.

Home-Workout mit Online-Videos

Durch Videoplattformen ist es so einfach wie nie, sich auch zu Hause bei einem Workout anleiten zu lassen. Es gibt online wirkliche viele gute Workout-Videos und die sind sogar kostenlos! Also – unbedingt ausprobieren!

83

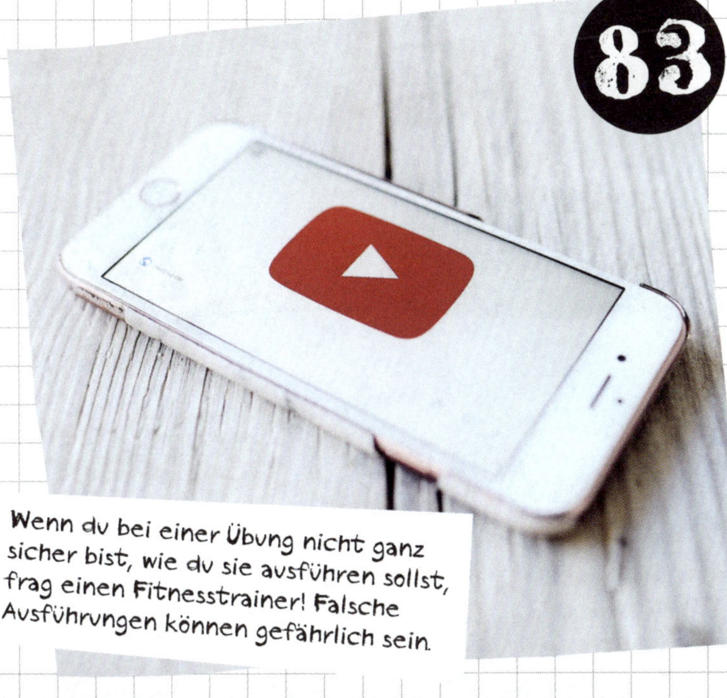

Wenn du bei einer Übung nicht ganz sicher bist, wie du sie ausführen sollst, frag einen Fitnesstrainer! Falsche Ausführungen können gefährlich sein.

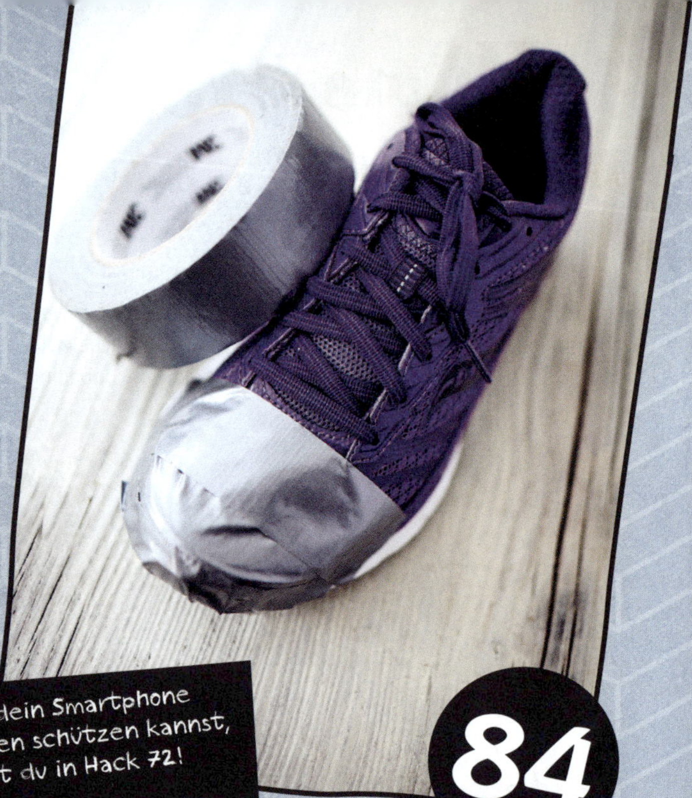

Wie du dein Smartphone vor Regen schützen kannst, erfährst du in Hack 72!

84

Trocken bleiben

Mit Gewebeklebeband kannst du deine Schuhe bei Regenwetter vor Nässe schützen. Klebe einfach die undichten Stellen mit dem Klebeband ab. Sieht zwar nicht schön aus, hilft aber!

85

Fest geplant

Planung ist alles! Blockiere feste Termine für dein Training in deinem Kalender. So machst du das Training zur Priorität und es fällt dir leichter an deinem Termin festzuhalten und auch mal andere Dinge dafür zu verschieben.

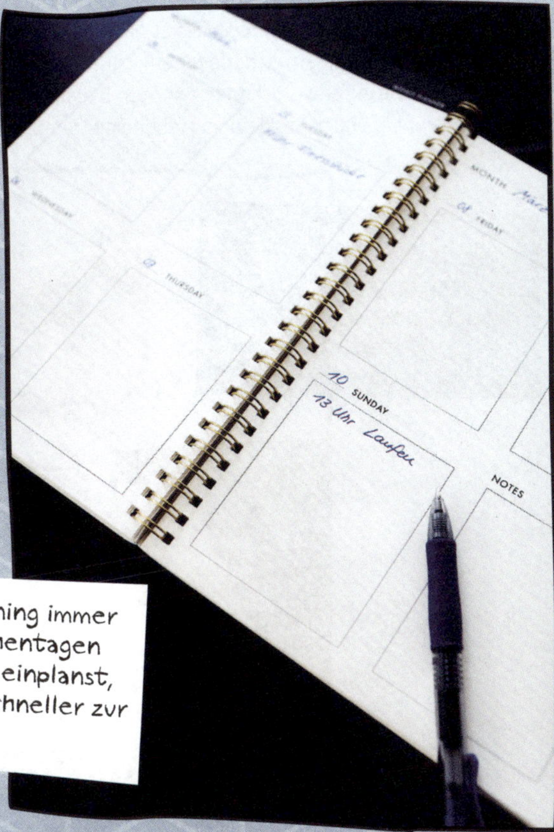

Wenn du dein Training immer an denselben Wochentagen zur selben Uhrzeit einplanst, wird es noch viel schneller zur Gewohnheit.

BELOHNUNG MUSS SEIN

86

Manchmal gibt es Tage, an denen hilft nur, Zähne zusammenzubeißen und sich darauf freuen, dass es bald geschafft ist. Um die Vorfreude noch zu steigern, schaffe dir ein Ritual für nach dem Training und gönne dir etwas Schönes, wie zum Beispiel einen entspannten Abend auf der Couch mit deinem Lieblingsgetränk.

Schreib dir eine Liste mit Kleinigkeiten, die dich glücklich machen, auf die du in diesem Fall zurückgreifen kannst.

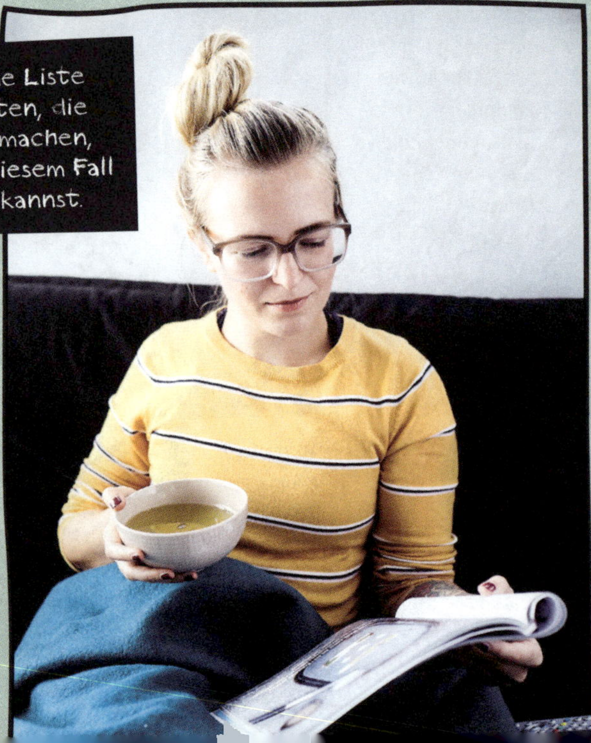

Nutze das warme Wetter im Sommer, um Sport draußen und im bzw. auf dem Wasser zu machen. In den kälteren Monaten kannst du zum Beispiel klettern gehen und Kurse besuchen.

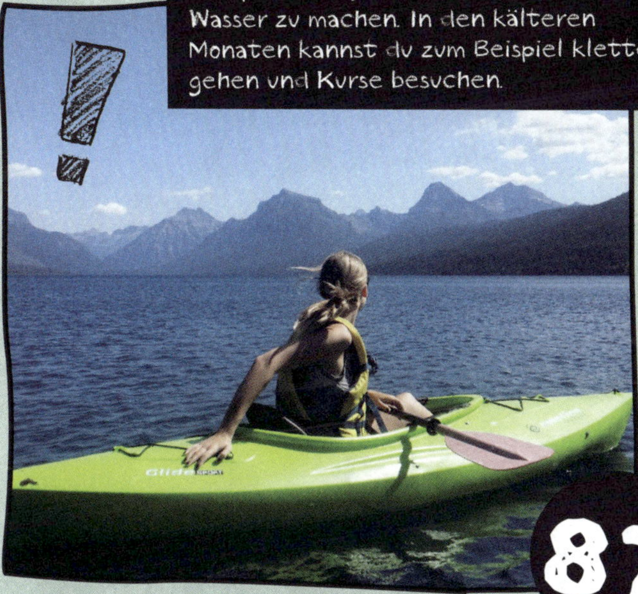

87

ÖFTER MAL WAS NEUES

Einseitiges Training ist nicht nur ineffizient, sondern auch langweilig. Probiere immer mal wieder neue Sportarten aus und finde heraus, was dir Spaß macht. Sport soll dir Freude bereiten und neue sportliche Ziele zu setzen, ist immer wieder hilfreich.

Sport-Urlaub

88

Setze dir ein ganz besonderes Ziel und verbinde deinen Urlaub mit einer sportlichen Aktion. Wie wäre es zum Beispiel mit einem Laufwettkampf im Ausland oder einem Yoga-Retreat? Es ist super motivierend, Sport außerhalb seiner gewohnten Umgebung zu machen.

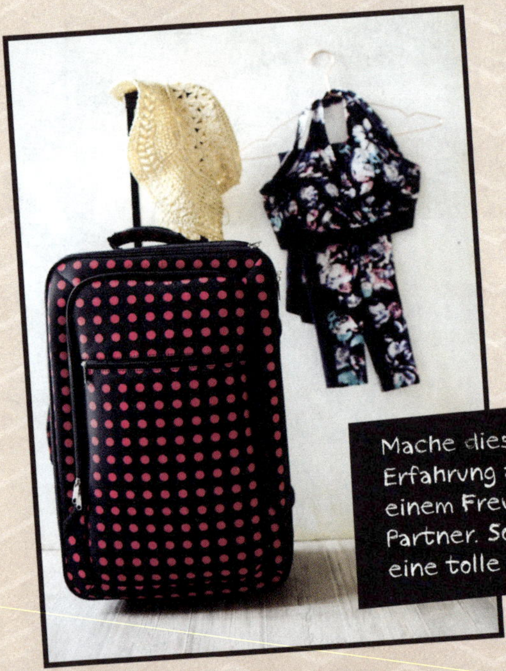

Mache diese wunderbare Erfahrung am besten mit einem Freund oder deinem Partner. So schafft ihr eine tolle Erinnerung!

89 TRAININGS-APPS

Wenn du deine Läufe mithilfe einer App dokumentierst, wirst du sehen, dass du von Mal zu Mal schneller wirst. Es gibt viele Lauf-Apps, die deine Strecke, deine Geschwindigkeit und weitere Trainingsdaten tracken.

In Kombination mit einem analogen Plan zur Trainingsdokumentation kannst du deine Fortschritte im Überblick darstellen!

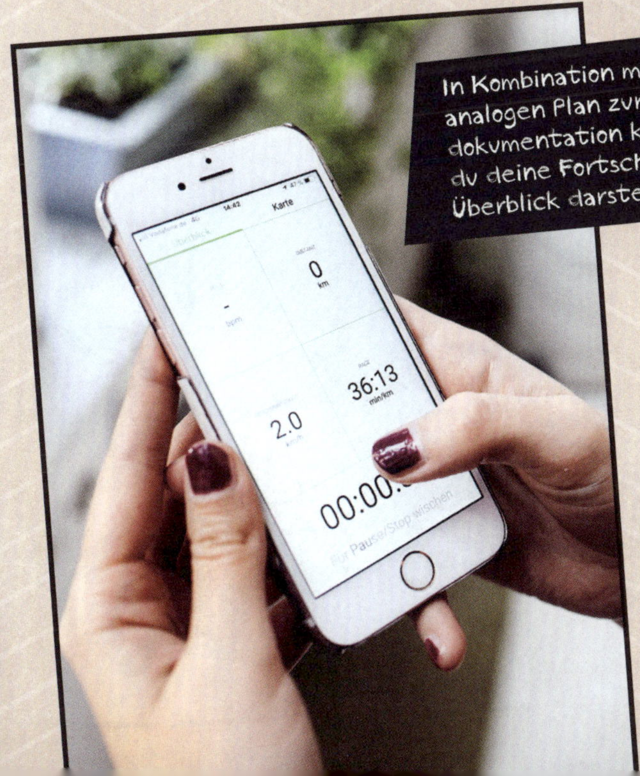

90

Rutschfest durch den Winter

Wenn die Straßen und Wege im Winter an einigen Stellen glatt sind, ist es empfehlenswert in Trail-Schuhen zu laufen. Diese bieten durch ihr Profil mehr Rutschfestigkeit bei Schnee und Eis.

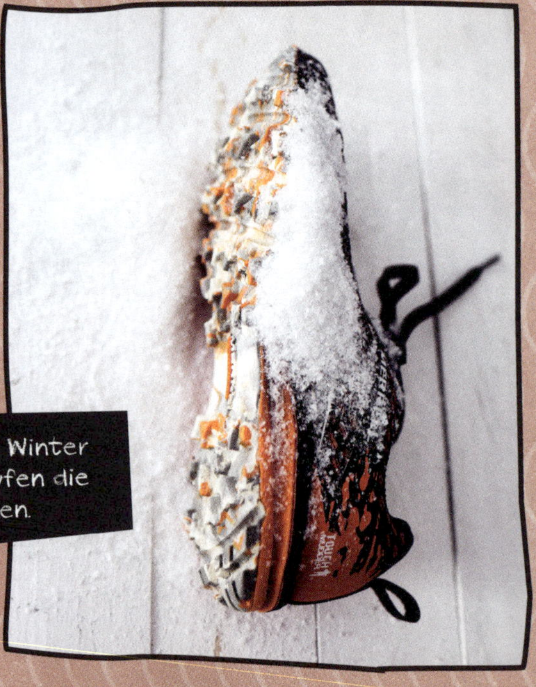

Gegen kalte Füße im Winter helfen auch beim Laufen die guten alten Wollsocken.

91

Trainingsplanung und -dokumentation

Schreibe einen Trainingsplan und hänge ihn sichtbar auf! So kannst du deine Läufe fest in deinen Alltag einplanen und zudem Erfolge dokumentieren. So fällt es dir leichter dranzubleiben und du kannst zudem kontrollieren, dass du nicht ins Übertraining gerätst.

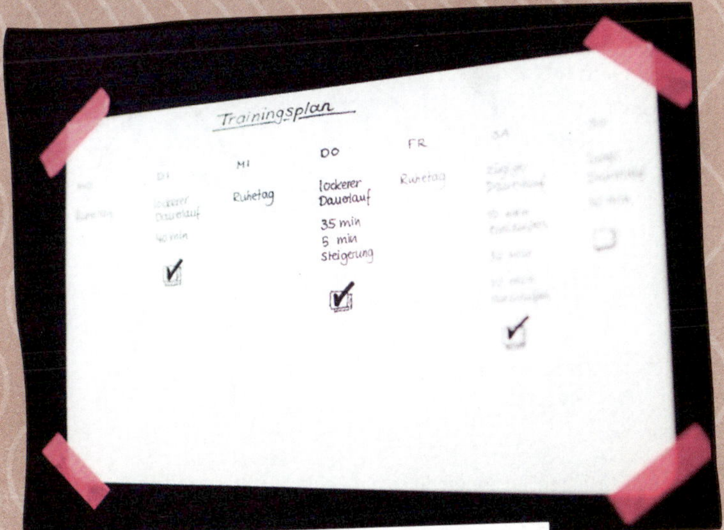

Hake deine absolvierten Läufe ab, so siehst du deinen Fortschritt auf den ersten Blick!

5-MINUTEN-HACK 92

Stelle dir einen Timer auf fünf Minuten und schau bis zum Signal nicht auf die Uhr. Fang einfach mit dem Sport an!

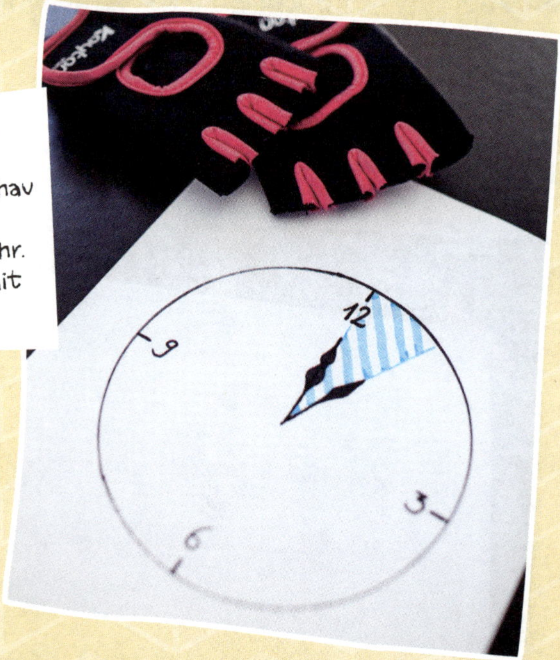

Auch an Tagen, an denen du so gar keine Lust hast, solltest du dem Training wenigstens eine kleine Chance geben, wenn auch nur für fünf Minuten! Danach darfst du dich fragen, ob Sport immer noch grausam ist. Wenn ja, höre auf. Allerdings steigt die Wahrscheinlichkeit, dass du es wirklich durchziehst, wenn du die ersten fünf Minuten geschafft hast!

93 FREUNDE TREFFEN

Etabliere ein regelmäßiges Trainingsdate in deinem Wochenplan. Versuche dich zu festen Terminen in der Woche mit anderen zum Sport zu verabreden und mache daraus ein Ritual. So weißt du schon, bevor du deine Tage anders verplanst, dass auch dein Trainingspartner verbindlich mit dir rechnet.

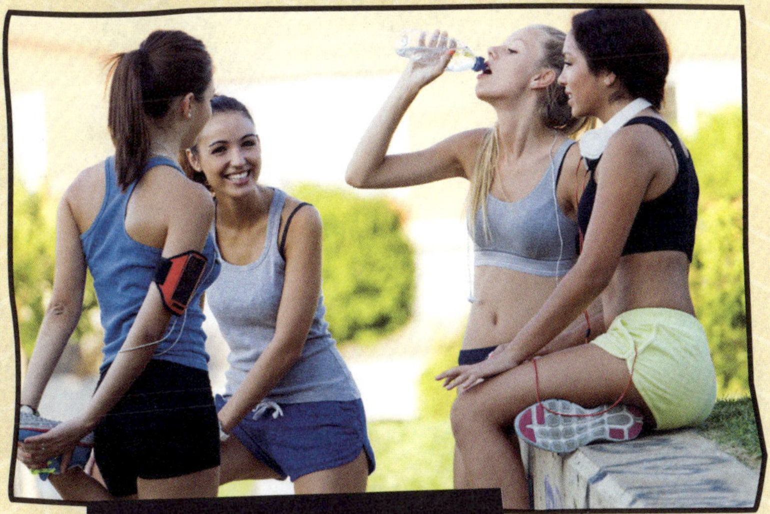

Gründet doch gleich eine Trainingsgruppe und organisiert euch über einen Gruppenchat!

94

SINNVOLLE SATZPAUSEN

Draußen oder im Studio kannst du die Planung auf deinem Handy in den Notizen vornehmen!

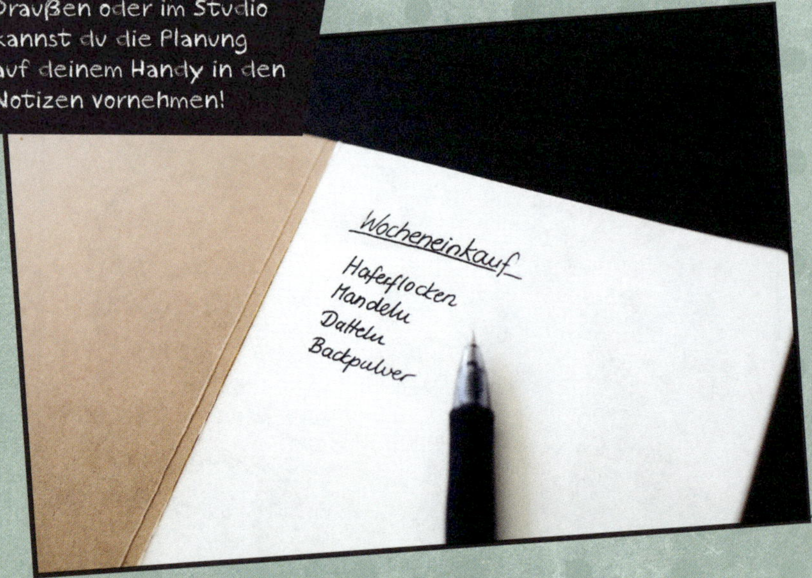

Nutze die Pausen zwischen deinen Sätzen zum Beispiel, um deine Woche zu planen oder Einkaufslisten zu schreiben. So vertreibst du dir die Zeit viel sinnvoller, als wenn du das hundertste Mal sinnlos auf deinem Handy rumscrollst.

Wenn du das Gefühl hast, Sport machen zu wollen, dann solltest du einfach deine Sachen anziehen und loslaufen oder mit deinem Workout beginnen. Es ist so ein wunderbarer Impuls, den dir dein Körper gibt. Also nutze ihn! Sicher kennst du das Sprichwort „Was du heute kannst besorgen, das verschiebe nicht auf morgen.“ Und genauso verhält es sich auch mit dem Sport! Beginne mit deinem Sportprogramm also nicht morgen, nächste Woche oder vor dem nächsten Sommer, sondern heute!

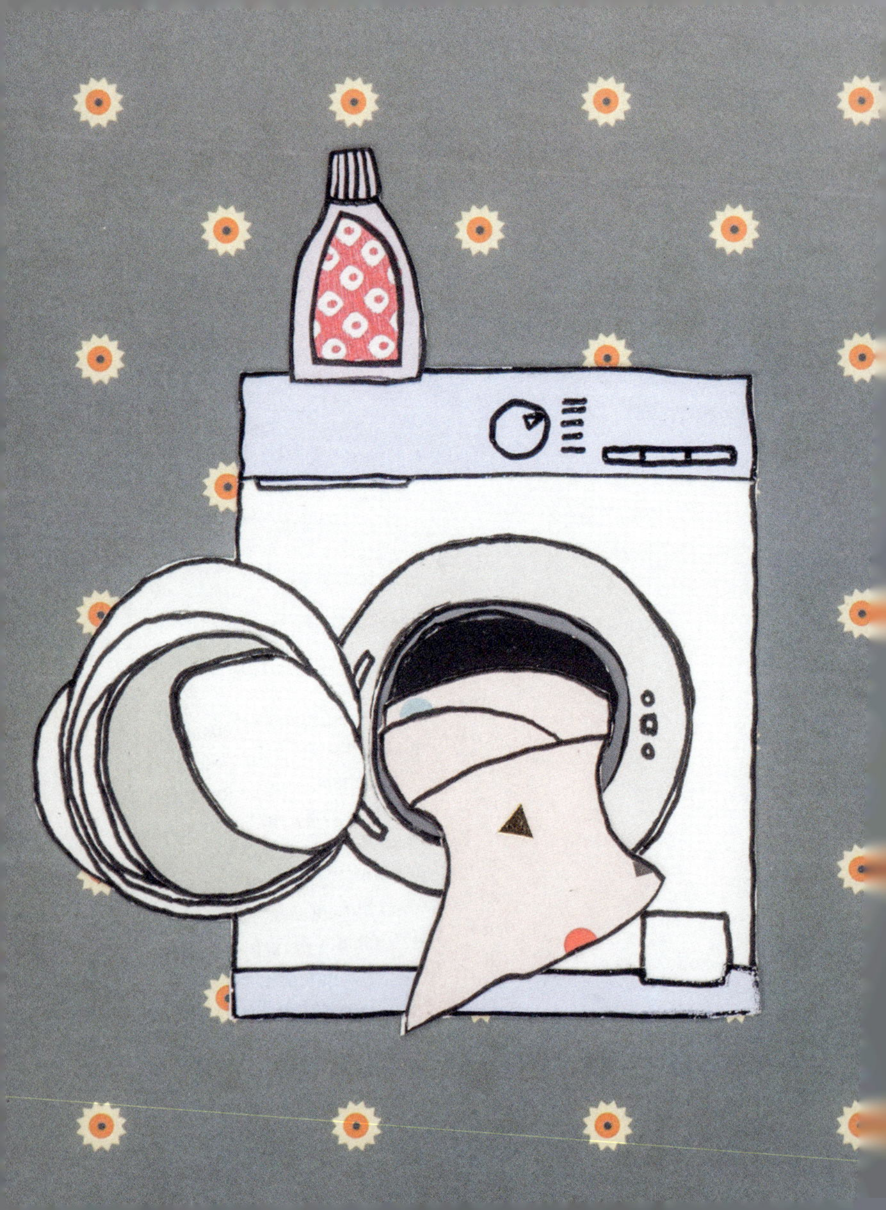

Pflege & Körper

95 Ab in die Maschine

Viele Yogamatten können in der Waschmaschine gewaschen werden! Doch Achtung: Dies gilt leider nicht für Matten aus Kautschuk, Kork und PVC. Alle anderen Matten kannst du im Handwaschprogramm ohne Schleudern bei kalter Temperatur waschen. Gib nur einen Tropfen eines milden Waschmittels ohne Duft- und Farbstoffe direkt mit in die Maschine. Die nasse Matte kannst du zum Trocknen auf ein großes Handtuch legen und sie im Handtuch einrollen. Danach auf einem Wäscheständer ausbreiten und komplett trocknen lassen.

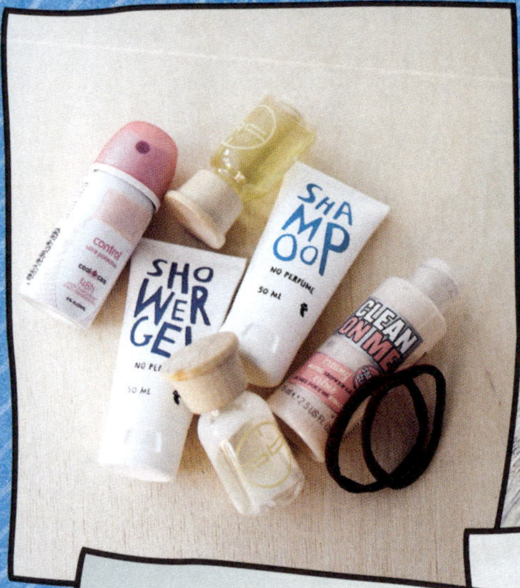
SHAMPOO
NO PERFUME
50 ML
CLEAN ON ME

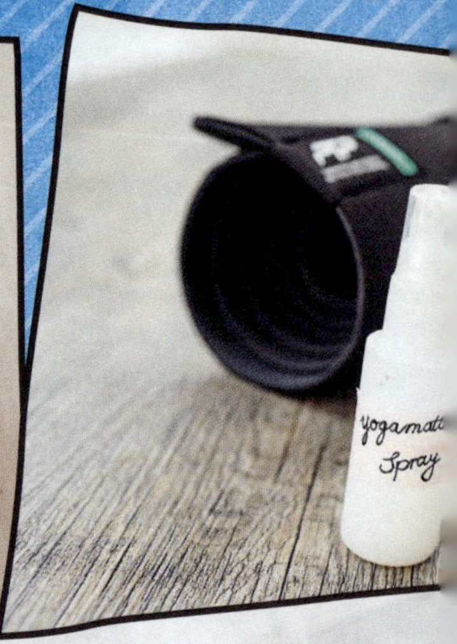
Spray

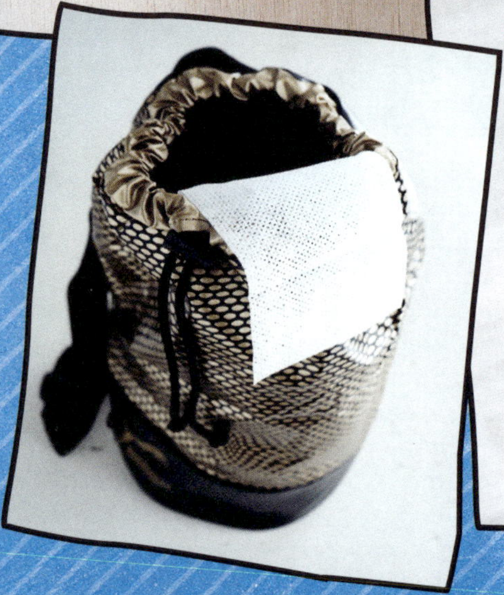

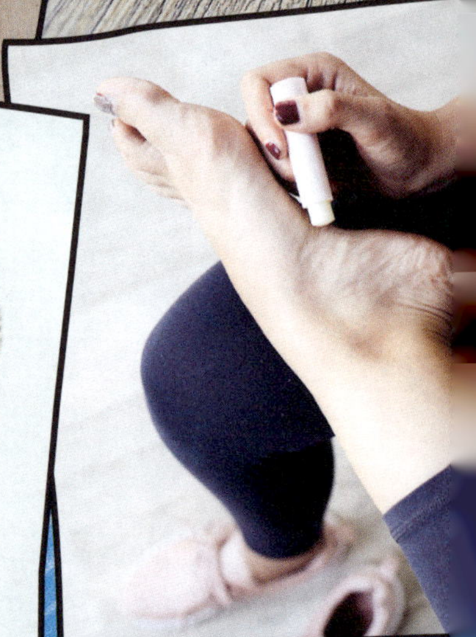

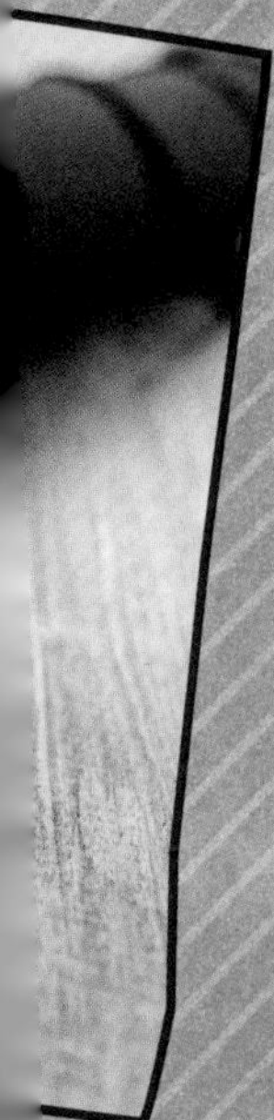

Sport und Körperpflege sind zwei Themen, die zusammengehören. Nach einem schweißtreibenden Workout gehört eine entspannende Dusche einfach dazu. Doch gerade das Duschen im Fitnessstudio ist immer mit ein wenig Planung verbunden. Auf den folgenden Seiten erfährst du, wie du das Duschen im Gym noch angenehmer gestaltest, deine Trainingsausrüstung optimal pflegst, um lange Freude an ihr zu haben, und noch vieles mehr!

96 Anti-Muskelkater-Bad

Stelle dir deinen eigenen Badezusatz gegen Muskelkater zusammen! Vermenge 3 Tassen Bittersalz mit 20 Tropfen Zitronenöl sowie je 1 TL Zitronenabrieb und gehacktem Rosmarin. Das Bittersalz entzieht Giftstoffe und macht dich schnell wieder fit, Rosmarin hat eine durchblutungsfördernde Wirkung.

In einem hübschen Gläschen verpackt, ist das Badesalz ein perfektes Geschenk für deine Sportler-Freunde!

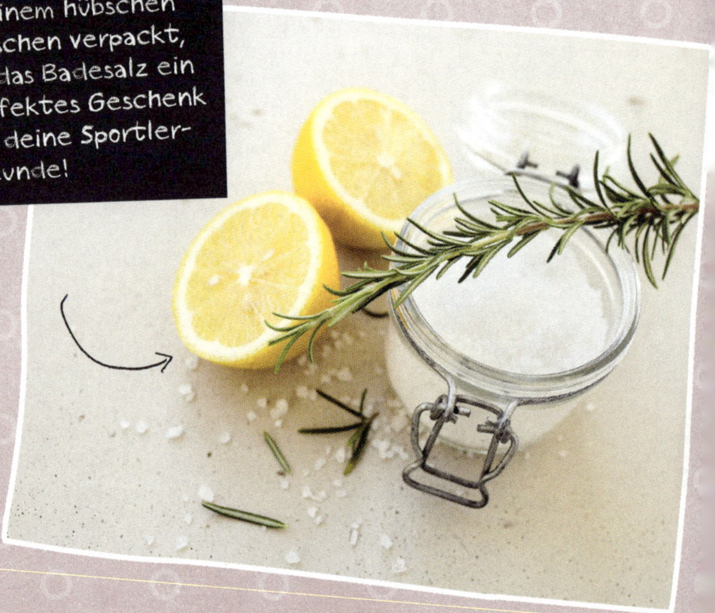

97 Waschtag

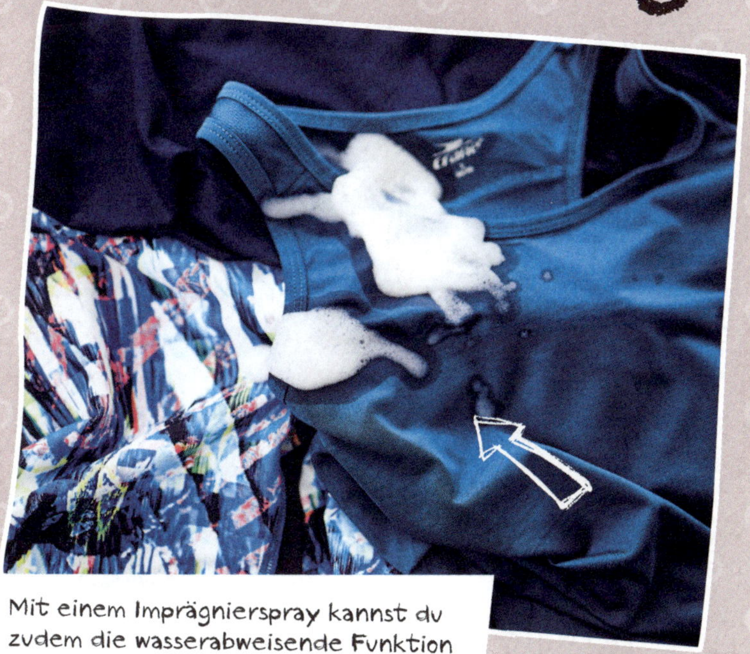

Mit einem Imprägnierspray kannst du zudem die wasserabweisende Funktion deiner Outdoorjacken unterstützen.

Wusstest du, dass Waschpulver die Poren deiner Funktionskleidung verstopfen kann? Aus diesem Grund solltest du Flüssigwaschmittel für deine Sportkleidung verwenden. Außerdem solltest du auf Weichspüler verzichten.

Gegen unangenehm riechende Schuhe hilft dir Hack 12!

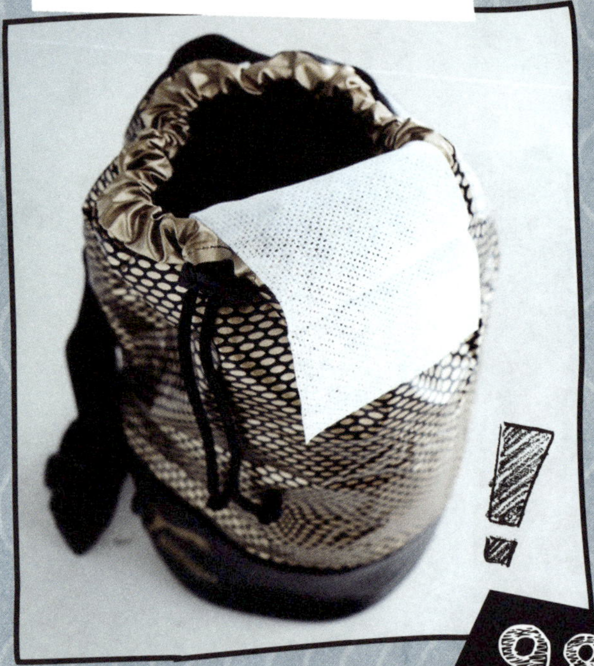

98

SO DUFTE!

Um deiner Sporttasche einen angenehmen Geruch zu verpassen, lege ein Trocknertuch hinein. Entweder legst du es einfach auf den Boden der Tasche oder, falls vorhanden, in eines der Innenfächer!

99 RICHTIGE REINIGUNG

Auch die Sporttasche braucht hin und wieder einen Waschgang. Geringe Verschmutzungen kannst du mit einem milden Waschmittel und einem Schwamm ganz einfach per Hand entfernen. Wenn du sie in die Waschmaschine geben willst, wende deine Tasche unbedingt auf links.

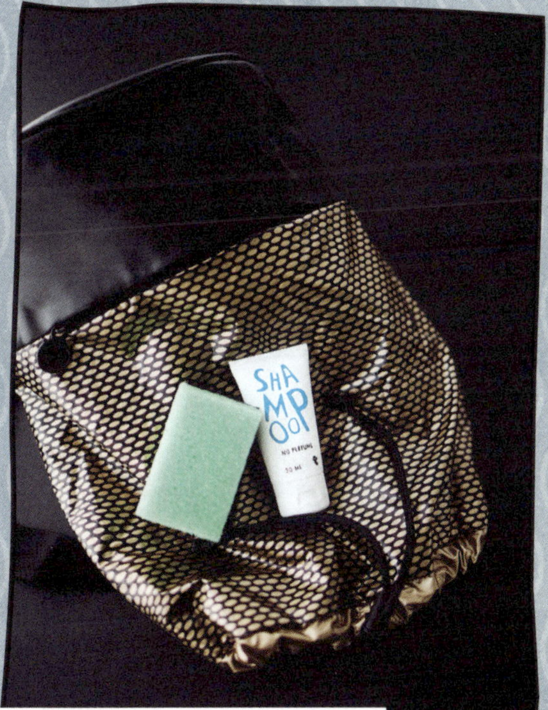

Wasche deine Tasche in der Waschmaschine in einem großen Kissenbezug, den du ganz einfach zu einem großen Wäschebeutel umfunktionierst!

Abschminktücher in der Sporttasche sind außerdem nützlich, wenn du zum Beispiel direkt nach der Arbeit ins Fitnessstudio gehst!

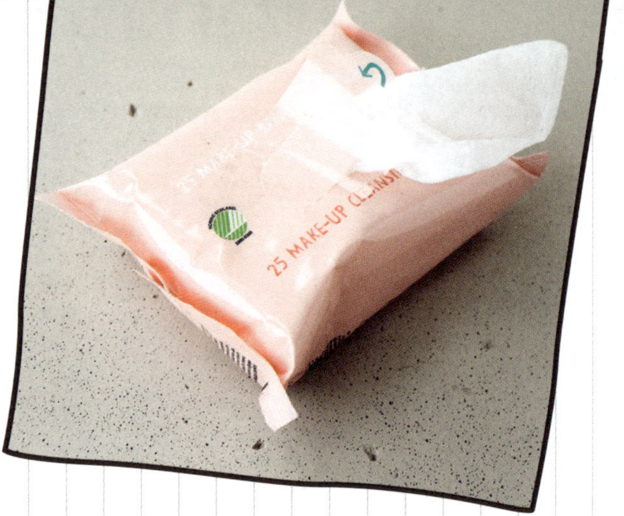

100 Post-Workout-Frischekick

Mit Abschminktüchern kannst du dich während des Workouts kurz erfrischen, wenn dir danach ist, und auch nach dem Training verleihen sie dir ein wenig Extra-Frische.

101 Blasenpflegestift

Du hast das Gefühl, dass eine Stelle am Fuß gerade anfällig für Blasen ist? Kein Problem! Mit einem ausrangierten Lippenpflegestift kannst du Blasen vorbeugen. Trage ihn einfach auf betreffender Stelle großzügig auf. Der Pflegestift macht die Haut nicht nur geschmeidig, sondern mindert auch Reibung.

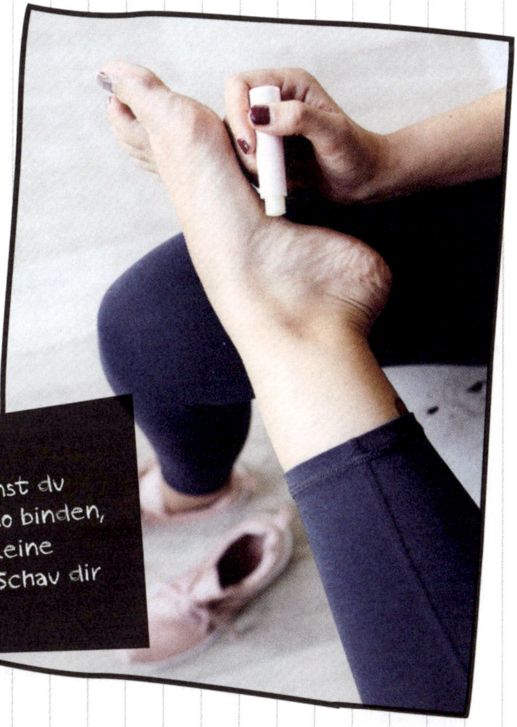

Mit der richtigen Schnürtechnik kannst du deinen Laufschuh so binden, dass du möglichst keine Blasen bekommst. Schau dir dafür Hack 42 an!

NEUE SPRUNGKRAFT

102

Spiralförmige Telefonkabel-Haargummis leiern leider nach einiger Zeit aus. Um ihnen wieder Elastizität zu verleihen, lege sie für ein paar Minuten in heißes, nicht kochendes Wasser. Das Gummi zieht sich durch die Wärme zusammen und ist wieder wie neu.

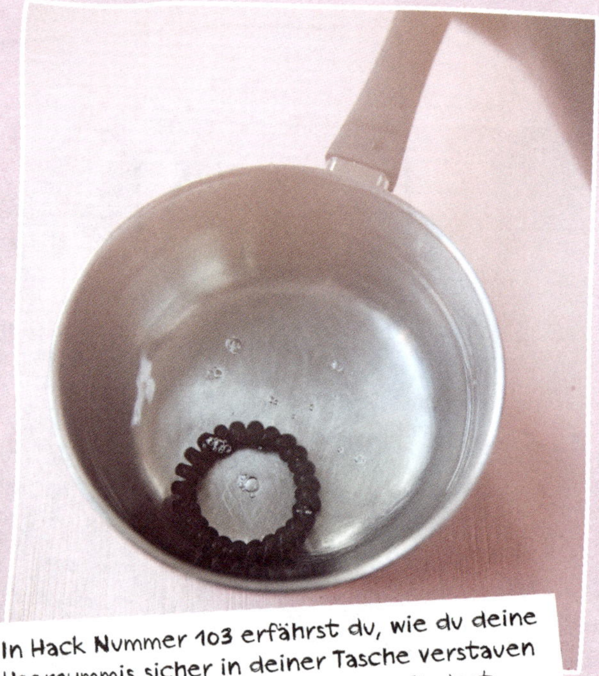

In Hack Nummer 103 erfährst du, wie du deine Haargummis sicher in deiner Tasche verstauen kannst, sodass du sie leicht wiederfindest.

103

Nie wieder Haargummi-Not

Befestige Haargummis mit einer Wäscheklammer in deiner Sporttasche, um immer ein paar parat zu haben. Gerade bei langen Haaren gibt es nichts Schlimmeres, als ohne Haargummi zu trainieren.

Befestige auch ein paar Haarklemmen an deinen Haargummis, so bist du bestens ausgerüstet!

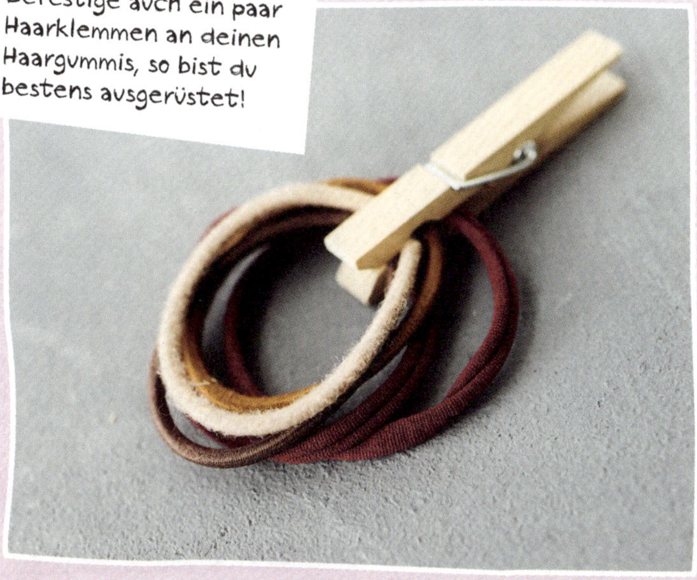

Shampoo und Duschgel in Portionen

104

Nimm kleine Probepackungen mit ins Fitnessstudio, so musst du weniger schleppen. Der Umwelt zuliebe kannst du diese immer wieder mit deinen normalen Pflegeprodukten nachfüllen.

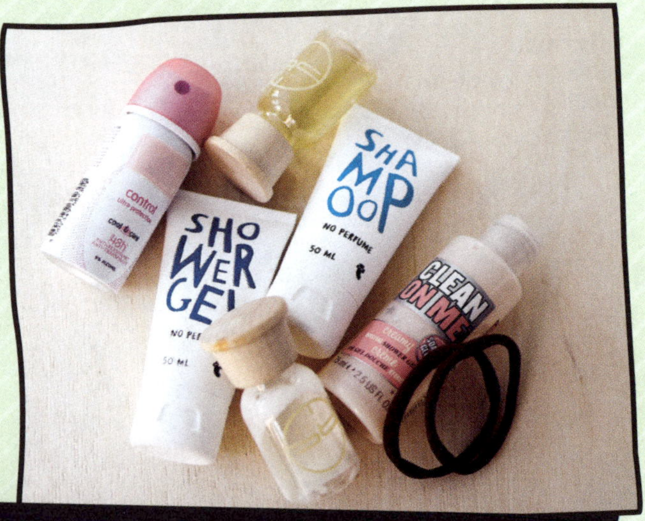

In Hack 111 bekommst du den ultimativen Tipp, wie du deine Pflegeprodukte in der Dusche aufhängen kannst.

105 SCHMUCKE KONTAKT-LINSENDOSE

Die kleinen verschraubbaren Kontaktlinsenbehälter eignen sich ideal, um Ohrringe, Ketten oder Ringe sicher zu verstauen. Auch Tablettendosen sind super, um Schmuck sortiert aufzubewahren.

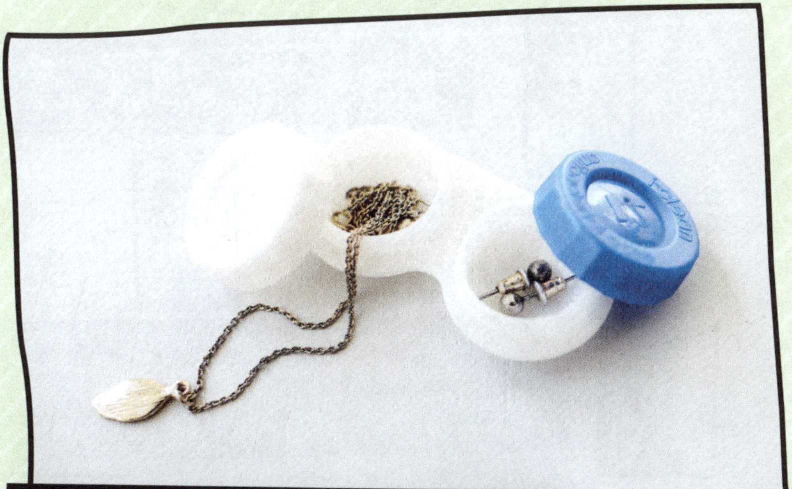

Kontaktlinsenbehälter sind zudem ein sehr unauffälliges Versteck und aus diesem Grund auch optimal, um deinen Schmuck zum Beispiel am Strand aufzubewahren.

106

Praktische Workout-Hairstyles

Die folgenden drei Frisuren sind für fast jede Haarlänge geeignet, einfach nachzumachen und halten deine Haare beim Sport in Form!

Französische Zöpfe

1 Scheitel ziehen und Haare unterteilen.

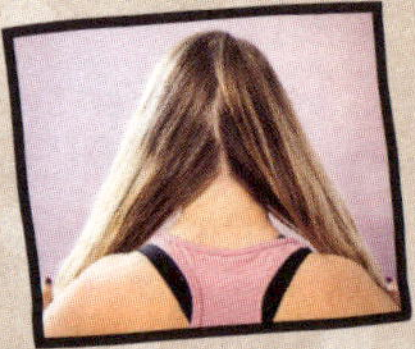

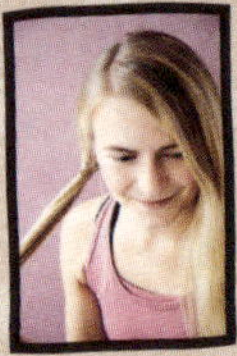

2 Eine Hälfte der Haare mit einem Haargummi fixieren, damit sie nicht stören.

3 Oben am Scheitel anfangen, mit drei Strähnen zu flechten.

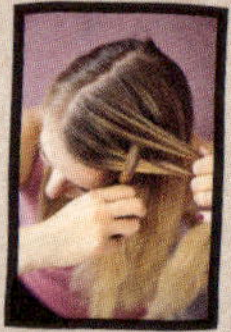

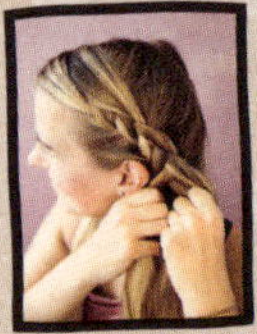

4 Nachdem jede Strähne einmal eingeflochten wurde, einen Extra-Strang Haare zu jeder Strähne dazunehmen. Eng am Kopf weiterflechten und immer neue Haare dazunehmen.

5 Zopf bis zu den Spitzen flechten und mit einem Haargummi fixieren. Auf der anderen Seite wiederholen.

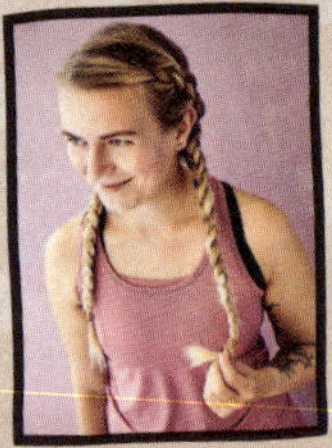

Messy-Bun

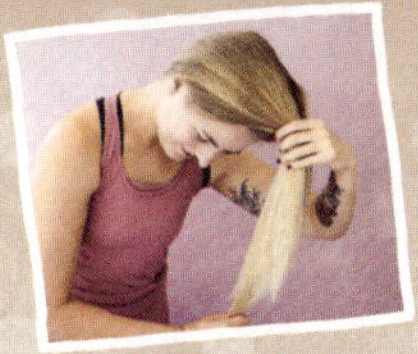

1 Haare zum Zopf zusammennehmen.

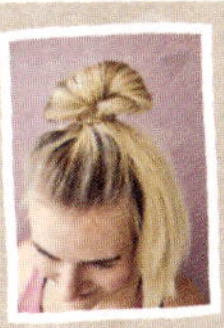

2 Eine Schlaufe dicht am Kopf legen und diese mit einem Haargummi fixieren.

3 Übrige Haare eindrehen, um die Schlaufe binden und das Ende der Strähne unter das Haargummi klemmen.

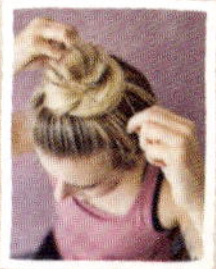

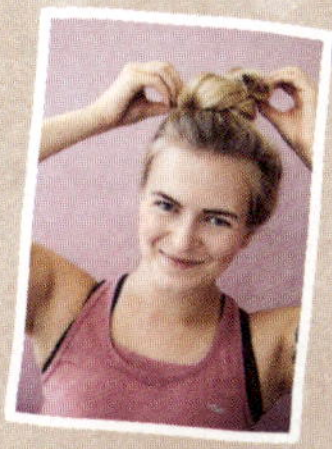

4 Einige Strähnen des Dutts etwas lockern. Bei Bedarf mit ein paar Haarklammern fixieren.

Raffinierter Zopf

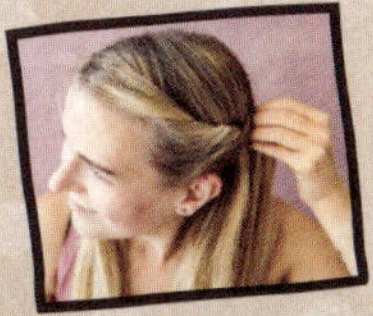

1 Scheitel ziehen.

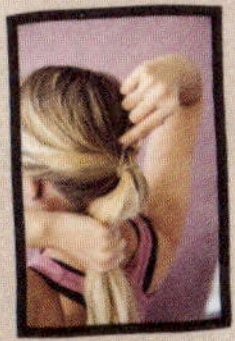

2 Vom Gesicht aus auf einer Seite eine Strähne abtrennen und diese zum Hinterkopf hin am Kopf entlang eindrehen und evtl. mit einer Haarklammer fixieren. Auf der anderen Seite wiederholen.

3 Haare am Hinterkopf zum Zopf zusammennehmen und mit einem Haargummi fixieren.

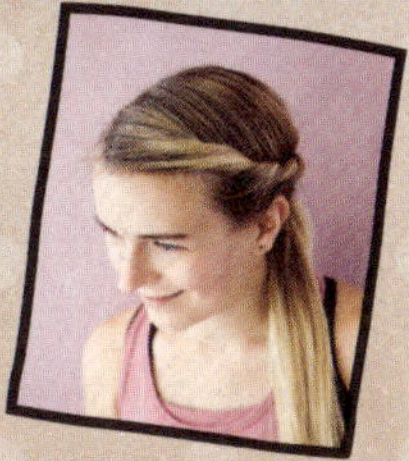

107 IDEALE NAGELPFLEGE

Schneide deine Fußnägel nicht am Abend vor einem Laufwettkampf, da eventuell zu kurz geschnittene Nägel schmerzen könnten. Zudem solltest du deine Nägel gut feilen, sodass keine scharfen Kanten deinen Lauf behindern.

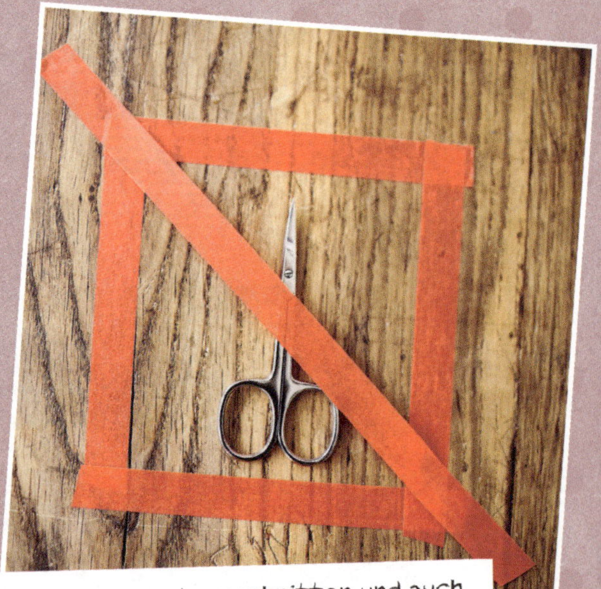

Fußnägel sollten immer gerade geschnitten und auch gefeilt werden, um ein Einwachsen zu vermeiden.

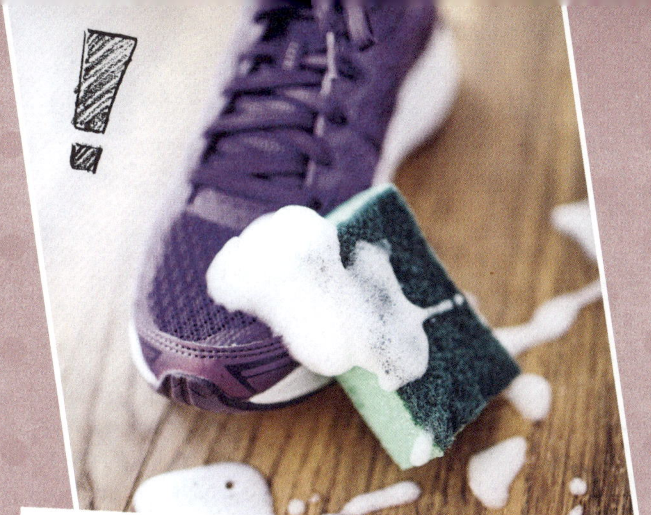

Auch wenn es verlockend wirkt, Sportschuhe bitte niemals in die Waschmaschine geben! Die Wärme und das Waschmittel können Kleber und Dämpfung deiner Schuhe schädigen.

Natürliche Reinigung 108

Vermenge Backpulver zu gleichen Teilen mit Geschirrspülmittel. Nimm nun einen Schwamm und trage die Paste in kreisenden Bewegungen auf dem Obermaterial und auf der Sohle deiner Schuhe auf, sodass sie ordentlich aufschäumt. 10 Minuten einwirken lassen und mit einem feuchten Tuch den Schaum abwischen und trocknen lassen. Nun sollten deine Schuhe wieder richtig strahlen!

109

DIY-Yogamattenspray

Mixe dein eigenes Yogamatten-Reinigungsspray! Gib zuerst einen TL Apfelessig und zehn Tropfen Teebaumöl in ein Fläschchen. Den Rest der Flasche mit destilliertem Wasser (alternativ mit gefiltertem/abgekochtem Wasser) auffüllen. Nach Belieben noch einige Tropfen (reines) Duftöl deiner Wahl hinzugeben. Fertig ist dein selbstgemachtes Yogamatten-Spray!

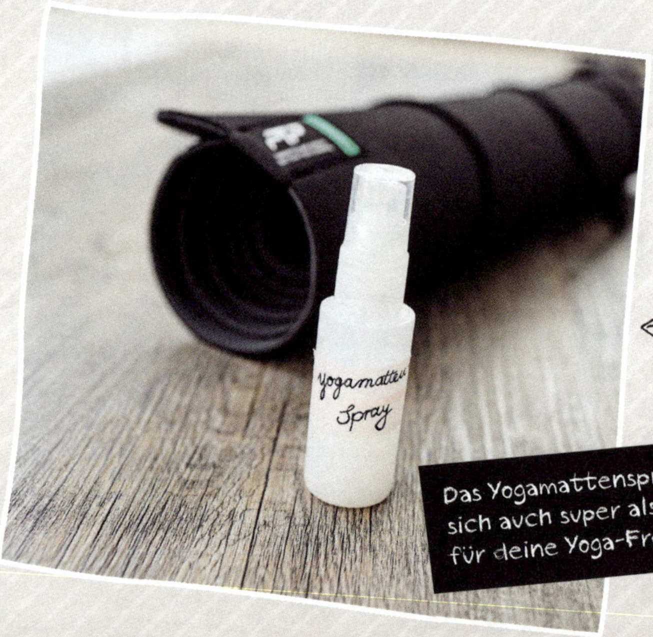

Das Yogamattenspray eignet sich auch super als Geschenk für deine Yoga-Freunde!

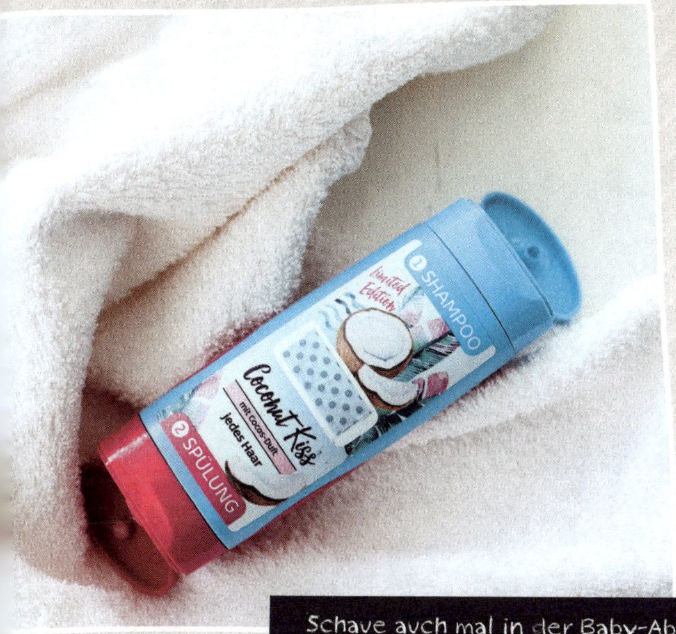

Schaue auch mal in der Baby-Abteilung im Drogeriemarkt vorbei!

110 2-in-1

Wir alle kennen und lieben vermutlich 2-in-1-Produkte wie zum Beispiel Duschgels mit Creme-Anteil. Doch es gibt noch weitere Produkte, die super praktisch fürs Fitnessstudio sind, zum Beispiel Shampoo-Flaschen, die zwei Produkte separat kombinieren. Bewahre nützliche Behältnisse auf und fülle sie nach!

CLEVERE AUFHÄNGUNG 111

Um dein Duschgel oder auch Shampoo in der Dusche im Fitnessstudio griffbereit zu haben, kannst du es mit einem Clip mit Aufhängung einfach festclippen und an der Dusche befestigen.

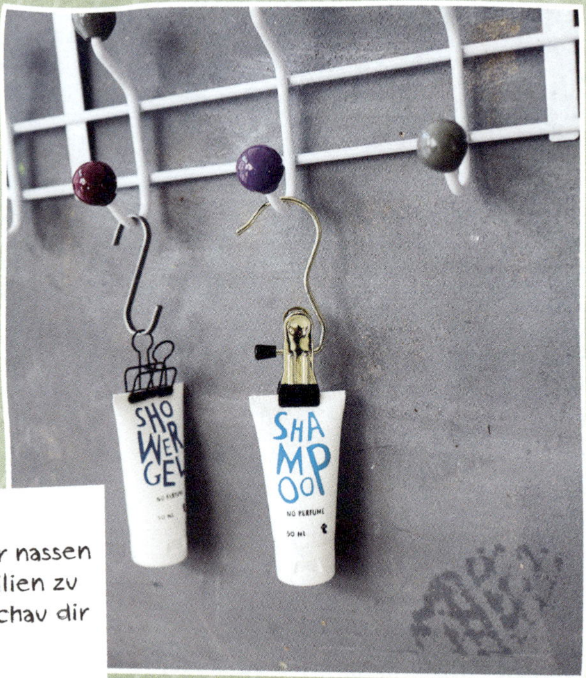

Um deine Kleidung vor nassen Duschutensilien zu schützen, schau dir unbedingt Hack 13 an.

Die Haut ist durch Sport oft einigen Strapazen ausgesetzt. Außerdem duschen Sportler oft mehr als einmal am Tag. Aus diesem Grund sollte die Haut nach dem Duschen mit Feuchtigkeitslotion gepflegt werden. Beim Sport im Freien solltest du unbedingt darauf achten, Sonnencreme aufzutragen. Mittlerweile gibt es einige Sonnencremes, die extra für den Sport entwickelt wurden und nicht so kleben. Außerdem solltest du auch darauf achten, den Sonnenschutz nach einiger Zeit zu erneuern.

Wettkampf-Packliste

Allgemeines:

- ☐ Programmheft & Startunterlagen
- ☐ Fahrkarte
- ☐ Geld
- ☐ Handy
- ☐ Wohnungsschlüssel
- ☐ Bananen
- ☐ Kaugummi
- ☐ Taschentücher
- ☐ Wasser

Für den Lauf:

- ☐ Laufsocken
- ☐ Laufschuhe
- ☐ Laufhose
- ☐ Laufshirt
- ☐ Sport-BH
- ☐ Startnummer (+ Sicherheitsnadeln oder Startnummernband, im Idealfalls bereits befestigt); Rückseite beschriftet mit Namen und Notfallkontakten
- ☐ Haargummis
- ☐ ggf. Zeit-Mess-Chip
- ☐ Pulsuhr und -gurt (aufgeladen)
- ☐ Kopfhörer
- ☐ wasserfeste Sonnencreme
- ☐ Salbe, die Wundscheuern vorbeugt
- ☐ Wettkampfverpflegung (Snacks, ggf. Trinkgürtel oder -rucksack)

Wetterabhängig außerdem:

- ☐ Sonnenbrille
- ☐ Kopfbedeckung
- ☐ Funktionsjacke oder -shirt
- ☐ Laufhandschuhe für die kältere Jahreszeit
- ☐ Regenbekleidung

Für die Zeit nach dem Lauf:

- ☐ Verpflegung
- ☐ Duschgel
- ☐ Badeschlappen
- ☐ Deo
- ☐ Handtuch
- ☐ Feuchtigkeitstücher
- ☐ Salbe gegen Wund- und Scheuerstellen
- ☐ Pflaster/Blasenpflaster
- ☐ Wechselkleidung
- ☐ Plastiktüte für nasse Sachen

Die Liste dient natürlich nur als Inspiration. Du kannst sie beliebig ergänzen oder Dinge weglassen.

REGISTER

HIER GIBT ES WEITERE LIFEHACKS IM POCKEZZ-FORMAT

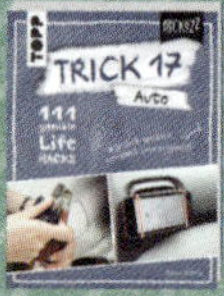

978-3-7724-7144-5

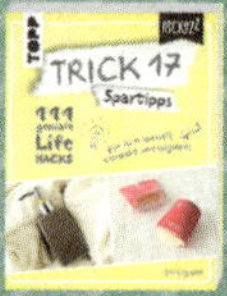

978-3-7724-7147-6

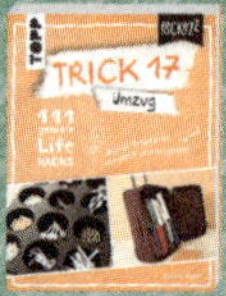

978-3-7724-7145-2

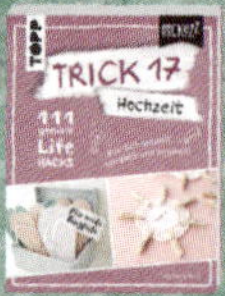

978-3-7724-7921-2

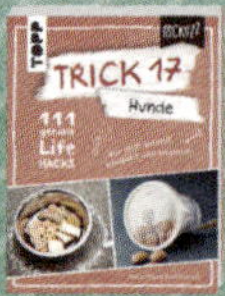

978-3-7724-7922-9

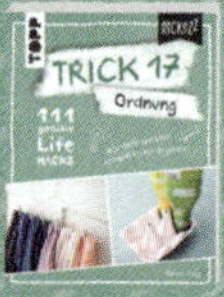

978-3-7724-7923-6

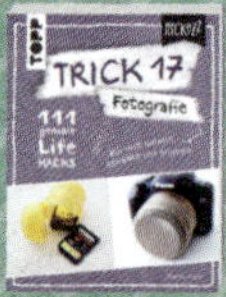

978-3-7724-7924-3

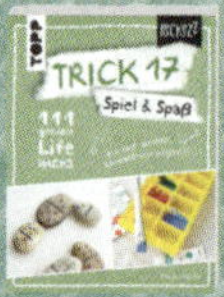

978-3-7724-7925-0

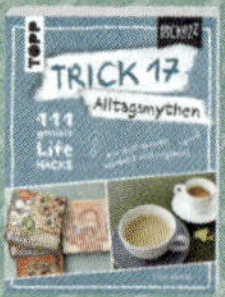

978-3-7724-7926-7

ENTDECKE AUCH DIE DICKEN BÄNDE MIT 222 LIFEHACKS

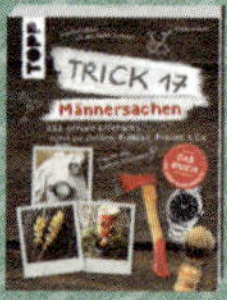

978-3-7724-7596-2

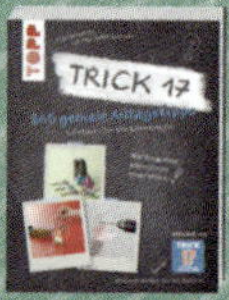

978-3-7724-7514-6

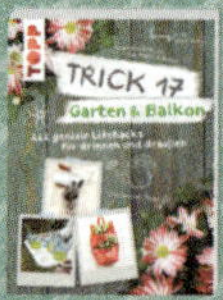

978-3-7724-7623-5

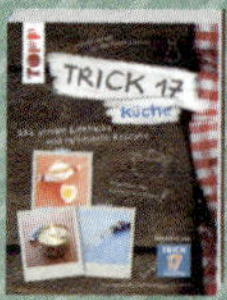

978-3-7724-7468-2

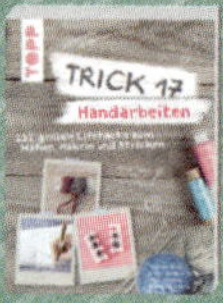

978-3-7724-6455-3

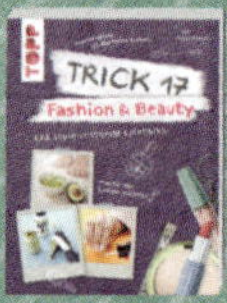

978-3-7724-7716-4

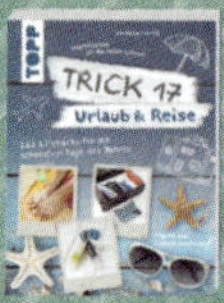

978-3-7724-7745-4

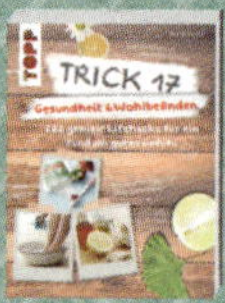

978-3-7724-7793-5

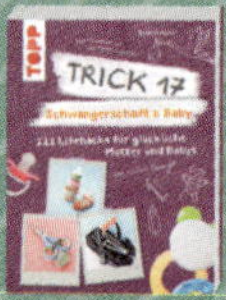

978-3-7724-7784-3

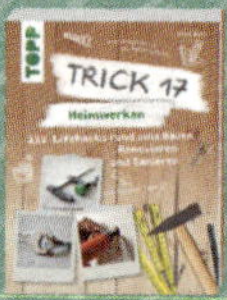

978-3-7724-7826-0

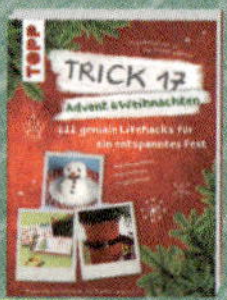

978-3-7724-7693-0

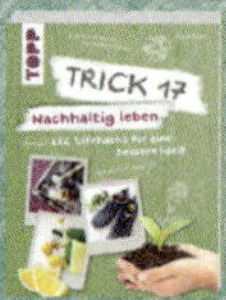

978-3-7724-7726-3

Mehr zum Thema
Lifehacks findest du a
www.trick17-dasbuch

DÜRFEN WIR VORSTELLEN? WIR SIND TOPP!

Uns, unsere Autoren, Bücher, Sets und viele, viele Bastelideen gibt's nicht nur auf Events und in Buchhandlungen, sondern natürlich auch online:

www.TOPP-KREATIV.de

www.TOPP-KREATIV.de/Newsletter

www.Facebook.com/Frechverlag

www.YouTube.com/Frechverlag

www.Instagram.de/Frechverlag

www.Pinterest.de/Frechverlag

Impressum

FOTOS: Pixabay/Free-Photos (S. 107); Shutterstock / Kiryl Lis (S 64), Lasse Hendriks (S. 83), Tero Vesalainen (S. 98); Freepik (S. 22, 82, 84, 85, 94, 100, 113); Ulrike Kulling (S. 52); Fotostudio lichtpunkt, Michael Ruder, Stuttgart (alle übrigen)
ILLUSTRATIONEN KAPITELAUFMACHERSEITEN: Rosenrot – Charlotte Müller und Christine Gerlach, Berlin
STRICHZEICHNUNGEN: Katrin Lemmer
PRODUKTMANAGEMENT UND LEKTORAT: Magdalena Wassen
HERSTELLUNG: Tatjana Ströber
LAYOUT: Sophia Höpfner
SATZ: Fotosatz H. Buck, Kumhausen
DRUCK UND BINDUNG: GPS Group GmbH, Österreich

1. Auflage 2019

ISBN 978-3-7724-7146-9 • Best.-Nr. 7146